最新修訂版

The Antioxidant Miracle：
Your Complete Plan for Total Health and Healing

抗氧化物的奇蹟

——常保年輕、健康與活力——

抗氧化物大師、柏克萊加州大學派克實驗室領導人
萊斯特派克 博士
Lester Packer

紐約時報暢銷書作者
卡羅科曼
Carol Colman ——合著

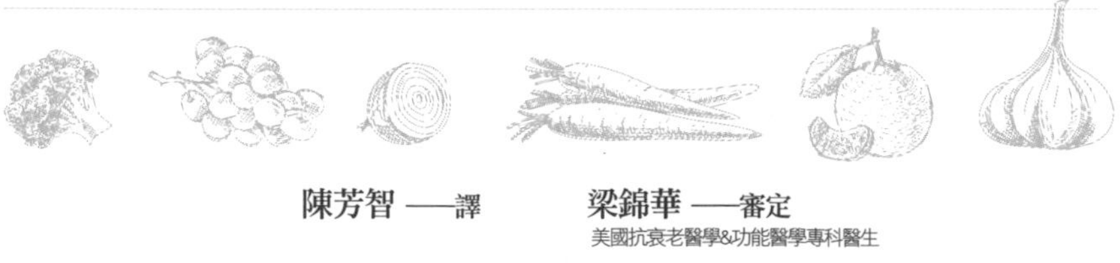

陳芳智 ——譯

梁錦華 ——審定
美國抗衰老醫學&功能醫學專科醫生

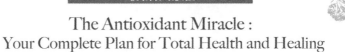

目次

Contents

Ch5 維生素E——非比尋常的抗氧化物　093

Contents

Contents

Part 4

派克計劃

打造適合你的抗氧化奇蹟

Contents

審訂序梁錦華
美國功能醫學暨抗衰老醫學專科醫師，養齡診所院長

兼具實用與收藏價值的抗氧化物聖經

早在二〇〇〇年初，當《抗氧化物的奇蹟》（*The Antioxidant Miracle*）原文版面世時，本人正巧是首位在美國研習功能醫學的臺灣醫生，故因利成便，有緣先睹為快。閱後，深感這是一本有關預防疾病的好書。時隔多年，本書依然深受大眾肯定而銷售不墜，今欣聞取得繁體中文版權的原水文化決定重新增訂編排，讓這本書兼具實用與收藏價值，實在是對重視健康的華人讀者一大福音。

本書原作者萊斯特派克（Lester Packer）教授，是加州柏克萊大學細胞分子生物學家，亦是極負盛名的抗氧化物研究先驅，本人既感冒昧更覺榮幸，參與本書繁體中文版審訂工作。

由於功能醫學對於疾病的預防非常重視，當中偵察「氧化壓力」是很重要的一環。如何讓我們適當增加抗氧化物以降低氧化壓力，以求達到預防疾病、進而提升健康，更是抗衰老重要任務之一，亦是所有從事預防醫學者必須了解的部分。自九〇年代後期，我放下近二十年治療醫學的執業方式，轉而從事預防醫學的工作，轉眼亦快二十載，期間有關抗氧化物的使用亦累積了不少臨床經驗，因此，相當樂意與讀者分享本書的一些論述與建議。

二〇〇一年本人曾在《臺灣醫界》期刊以「21世紀健康新思維」為題目，發表有關醫學的新趨勢，文中亦提及抗氧化物在健康照顧上的應用。二〇〇二年，在出席新加坡舉行的第一屆〈亞太抗衰老醫學〉研討會中，碰巧派克教授亦是其中一位主題演講者，會後本人有幸與他討教，深感派克教授對抗氧化物的博學精通。

所謂「氧化壓力」，指的是體內自由基（可看成生鏽）過高。只要你有呼吸，生命無時無刻不需要能量，能量的來源，就有賴細胞利用已消化的食物與氧來進行燃燒作用（猶如汽車利用汽油來驅動），不過燃燒過程是要付出代價的，它會產生一種非常不穩定的易燃物質，即「自由基」。自由基可以說是兩面刃，既可幫助身體去殲滅入侵的細菌、病毒等，但亦可因發生失衡，造成各種健康上的問題，這方面本書都有相當多的剖析，讀者可慢慢去了解。

事實上，由於易燃，故當自由基過量時，便會在身體到處造成破壞，包括細胞、組織、脂肪、蛋白質、DNA等等，這種破壞在醫學上就稱之為「氧化壓力」。其實為了能應付這個生存成本，人類在進化過程中，體內早就設有一套機制，即所謂「抗氧化系統」以因應。只可惜，當代的飲食、環境及生活方式，常常讓我們體內的抗氧化物，不是產量不足，就是消耗過量，結果，不知不覺的造成氧化壓力，危害健康。

自從一九五〇年代，同屬加州柏克萊大學的哈曼博士（Denham Harmon）提出自由基會致病及造成老化的理論後，半世紀以來，相關文獻數以萬計，越來越多研究資料，顯示許多慢性、衰老性疾病都與自由基過多有關。事實上，所有的老化過程都少不了它的存在，從簡單的皮膚皺紋到嚴重的癌症，都有氧化壓力的影子，更幾乎是所有重大疾病的終極過程變化。顯然，適當降低體內的自由基，就可改善身體的細胞老化、慢性炎症或衰老性疾病等。

多年以來，由於主流醫學的焦點與目光，把醫療照護的重點放在後段的治療上，並且以疾病為中心，藥物作主導，因此對於使用其他方式例如營養矯正並不熱衷，連帶抗氧化物的利用亦不常見，讀者也就很難從你的醫生那邊獲得相關訊息；加上坊間五花八門的廣告，更令你無所適從，而本書正好可提供這方面豐富的知識。

基本上，在本書中，有關各種抗氧化物的使用，都有相當多的臨床文獻佐證，具有很好的參考價值。不過，由於派克教授本人並不是臨床醫生，書中所提供的一些用法與劑量，未必全然適合東方人士，讀者可能還是要斟酌自己狀況，再予以攝取比較妥當。依本人多年來的臨床經驗，如果你正在服用藥物，最好能事先與你的主治醫生商量，才開始食用，以免有所衝突，例如：服用抗凝血藥就必須注意維生素E的攝取。此外對於產品的來源、製造、包裝、劑量等，最好嚴加選擇，因為同一名稱的產品，品質的差異也可以很大，食用不良產品，不只影響效果，更可能帶來適得其反的傷害。總之，如果能善加運用本書的建議，應該能對抗氧化物有很好的認識，從而提升你的健康。

推薦序

威廉普萊爾（William A. Pryor）
路易斯安那州立大學
生物動力研究所所長

走進抗氧化物的神奇世界

當萊斯特派克博士讓我為《抗氧化物的奇蹟》這本書作序時，我感到非常愉快。萊斯特派克是位可以讓抗氧化科學清楚呈現在讀者之前的人物，因為他把自己長年來生產力極高的志業投注在抗氧化物的研究上。他研究內容包括抗氧化影響生物系統，以及如何延長人類的壽命與生活品質的方式。

萊斯特和我初次結識於一九六九年，當時我正好在柏克萊（也是我獲得博士學位所在）放一個難得的充電長假。我在曾獲古根漢獎金（Guggenheim Fellowship）、也是諾貝爾得主馬文凱文（Melvin Calvin）的實驗室裡待了六個月。就在我剛到達時，萊斯特來找我，並對我說：「我們來教一堂抗氧化暨抗老化的課吧！」而我們真的開課了！和萊斯特一樣，正是那種敦促的力量讓我開始教起自由基生物學。

在我到派克實驗室的那年，正好是實驗室重要的一年，室裡進行著很多實驗，目的是想解答氧氣（生命的必需品）如何傷害細胞，而維生素E及其他抗氧化物又是如何保護並延長細胞壽命的神祕之謎。那個令人興奮的一年，正是我被引領到自由基這個領域的時候，而萊斯特在那時早已是這個領域的專家。萊斯特把他精闢、豐富的經驗應用到此領域的生物方面，而我在萊斯特的協助下，成為第一個研究自由基的化學家，投身於自由基在生物系統效應的全職研究。

這些年來，萊斯特和我一起合作過很多專案。一九七六年，萊斯特和我召集了一個高登研究會議（Gordon Research Conference），名為「生物學的氧自由基」。高登會議一直都能聚集研究領域最優秀的人才，並鼓勵他們自由（沒有記錄，也不容許引證）談論自己實驗室裡進行的研究。萊斯特負責主持會議中和能量結合機制相關的小節。一九七二年，我曾召集過第一個與自由基化學相關的高登會議，那次的會議是嘗試著把化學及自由基生物效應的研究加以混合，讓每個小組都能愉快的互蒙其利。不過，後來自由基高登會議被化學家接手，內容取向偏於生物方面的損害，所以萊斯特和我特別針對自由基與抗氧化物對健康效應之影響舉辦了會議。

之前，我寫過第一本與自由基相關的大學教科書《自由基》（*Free Radicals*, 1966），但是當時的我對生物學認識不深，所以，一九六九年我在柏克萊與萊斯特和馬文凱文團隊相處的時間是我第一次涉獵自由基生物學。從那之後，自由基生物學成為我的主要興趣所在。後來，我編寫了《自由基生物學與醫學》（*Free Radical Biology and Medicine*, 1972-1977），這是六冊一套的書。現在我則是《自由基生物學與醫學》（*Free Radical Biology and Medicine*）期刊的總協力主編，而這份刊物則是這領域裡最主要的一份期刊。

所以簡單的說，萊斯特和我從一九六九年第一次在會議裡碰面後，便很快成為終生不渝的摯友。我們是志趣相投的好朋友，有著相同的直覺，了解抗氧化物及自由基間的互動——在化學及生物兩個層面，而這可能正是要延續人類健康生命潛能的關鍵所在。

從我和萊斯特攜手合作之後，抗氧化物成為熱門的研究領域，吸引著最頂尖、最聰明的科學家從世界各地而來。當萊斯特和我開始這個領域時，抗氧化物這個名詞只有在最菁華、最淵博的科學性期刊裡才看得到。但是，現在一般受過教育的非本科人士對抗氧化物也都有所了解，並感到好奇。

雖然不是科學家的人士都已經能了解自由基與抗氧化物對健康的重要性，但他們對種種事實倒未必一清二楚。很顯然的，我們現在正處於一個起點上，要讓關於抗氧化物影響人類生活品質與壽命的最新知識能播散出去。在身體許多系統中，抗氧化物都能提供保護，對抗心臟病、癌症、神經性疾病（如阿茲海默症），及其他因老化引起的退化性疾病。

以上這些進步之所以發生絕非舉手之勞，因為萊斯特派克這位自由基生物學的風雲人物及推手，已經努力五十年了，他令人印象深刻的精力與大量的著作都是產生突破性研究的重要因素。萊斯特幾乎總是單槍匹馬的透過數以百計由他舉辦的國際性科學會議，負責數量龐大的學科交換。

不同學科之科學家彼此間的教學相長、資訊分享及密切合作的傳統，成為抗氧化研究領域自第一次高登會議舉行以來，至今三十多年不變的特色。我的研究室也發展了一套新的方法，可以分析香菸的煙氣及都市煙霧氣中的自由基，也研究了抗氧化物對抗這類氧化壓力的方式。此外，我們對一氧化氮在促進化學物引發性腫瘤（化學性致癌物質）形成上扮演的角色也很感興趣。

萊斯特的團隊對細胞中一氧化氮的角色已經研究一段時間了，而且也進行過臨床試驗，研讀抗氧化物雞尾酒療法在保護抽菸者與被動吸菸者在罹患肺癌是否有作用。所以，萊斯特和我的研究工作又再一次互相呼應。

現在，各位手上這本指導手冊是由領域中成就卓越的科學家所著作，可以帶領你走進抗氧化物與人類健康的神奇世界。在本書裡，萊斯特以簡單、直接的詞彙，說明如何服用含有主要抗氧化網絡成分配方的營養素，讓你可以好好保護自己、對抗老化及退化性疾病。他的結論是以他在柏克萊大學實驗室的研究成果與世界各地主要研究中心的研究為基礎的。

萊斯特派克在早過了退休之年的今天，還能在本身所屬領域的最前端保持他充滿智慧與組織能力的領導力，就是補充抗氧化物能讓人享有更健康、更長壽的鮮活證據。

作者序

萊斯特派克（Lester Packer）
路易斯安那州立大學
生物動力研究所所長

科學證實的抗氧化物奇蹟

我相信奇蹟。姑且不論我是位科學家這個事實，我相信奇蹟正因為我是個科學家。過去這半個世紀以來，在科學上取得的非凡進展固然是大家想像到的，但是，奇蹟卻也讓人不得不信。在我和我同僚的實驗室裡，我天天親眼目睹奇蹟的發生。

我是個教授，也是美國加州柏克萊大學分子暨細胞生物學系的成員，同時領導派克實驗室（Packer Laboratory），這所實驗室是世界上研究抗氧化物（antioxidant）最先進的研究中心之一。抗氧化物是食物中發現的維生素及礦物質，我們人體也可以自行製造，對健康非常重要。派克實驗室是許多來自世界各地、受過精良訓練的科學菁英們的家，他們每天都會學到一些對健康有深遠影響的新事物。

本書是我將近六十年來致力研究抗氧化物的心血結晶，是我與你分享我們在派克實驗室裡目睹之奇蹟的方式。很多研究都證實抗氧化物可以幫助預防許多疾病，不僅可以養生，還可能可以延年益壽。我衷心希望這些資訊可以幫助讀者活得更久、活得更健康。

我對科學的興趣（尤其是對生物），源自於較粗鄙的環境。我是在紐約的布朗士區（Bronx）長大的（**譯註：**布朗士區是紐約市唯一與大陸有相連的一區，居民多為拉丁裔或其他的移民後裔）。即使你不是紐約人，你可能也會知道，布朗士區一路以來，已經變得相當城市化。但是即使你來自紐約，也未必知道本區的凡庫爾特蘭公園（Van Courtland Park）原來是個潟湖暨沼澤地，充滿著形形色色的兩棲動物及鳥類。我兒時的一位舊友介紹我開始研究這些生命，我們也一起加入了杜威柯林頓高中的自然研究社。在十六歲之前，我對於鳥類的鑑賞就相當有心得了，也成為美國自然歷史博物館紐約林南學會（Linnaean Society of New York）裡最年輕的會員。

在布魯克林學院就讀時，我的微生物學是由亞伯特夏茲（Albert Schatz）教授所指導。夏茲教授在還是研究生時就發現了抗生素——鏈黴素（streptomycin）。在他的建議下，我跟他上一堂研究課，在實驗室裡擔任他的助手。我跟夏茲老師學到的東西很多，而其中很重要的一點就是科學必須嚴謹精準地執行。我常常幫忙清洗實驗室裡的玻璃器皿，把每支試管和蒸餾瓶擦洗到閃閃發亮為止。夏茲老師每天都會把玻璃器皿拿到燈光下去照，仔細檢查我的工作。如果讓他看到一點痕跡，即使是擦痕，我也得重洗！

當我還在布魯克林學院就讀時，夏茲老師把我介紹給西摩漢特（Seymore Hunter）。漢特當時帶領紐約的哈斯金實驗室（Haskins Laboratories），他任用了我做研究助理。在哈斯金實驗室，我結識了渥夫維許尼亞克博士（Dr. Wolf Vishniac）。維許尼亞克博士是一位傑出的微生物學家，從荷蘭的凡尼爾實驗室（C.B. VanNiel Lab.）結束幾年的博士後研究歸來。現在他被推崇為微生物學之父。維許尼亞克博士當時被布魯克林學院所延攬，教授微生物學研究班課程。當他找我當他的研究室助理時，我實在倍感榮幸，而事實也證明這差事的確是一個很大的挑戰。我必須不分日夜地工作，不知道多少個夜晚，我只能在早上學生到達實驗室前，草草地在實驗室裡稍微闔眼睡上一兩個鐘頭。由於經費拮据，我們並無法將維許尼亞克教授所需的全部材料買齊。事實上，我還記得，當時在到學校的路上，我會一路睜大眼，努力尋找垃圾堆裡是否有可以拿來作為儲存容器的威士忌空瓶。不管學校資源再怎麼短缺，維許尼亞克教授總是以無比的熱忱及高超的教學技巧彌補了不足。他的課廣受學生的歡迎，這也是我一個極為美好的學習經驗。

後來，維許尼亞克教授受邀成為耶魯大學微生物系的副教授，而我則是他的研究助理。一九五六年，我獲得了微生物學及生化學的博士學位。隨後，我轉赴賓州大學醫學院的強生研究基金會（Johnson Research Foundation）追隨布里頓強斯（Britton Chance）作博士後研究。在德州大學做了短暫的停留後，我加入加州大學柏克萊分校成為教職的一員，而柏克萊正是派克實驗室的家。自那時起，我的工作大多以兩種重要的抗氧化物為中心，那就是維生素E及一種新發現的抗氧化物——硫辛酸（lipoic acid）。

過去三十年來，派克實驗室在生物學領域裡有許多突破，我稱之為「抗氧化物奇蹟」。你會認識抗氧化物及自由基在預防及治療許多慢性疾病上的驚奇新發現，這其中包括了心臟病、癌症、關節炎及白內障。

在本書的第四部，「派克計畫——打造適合你的抗氧化奇蹟」，我會列出派克計畫的大綱，提供適當的抗氧化物補充法、飲食及皮膚保養吸收方法。

我寫過數百篇的科學性文章及數十本科學性專書，不過以非科學專業人士的身分寫書，這還是頭一回，能夠將這些重要並可以救命的資料與大家分享，我為此深感愉快。

Part 1

抗氧化物的好處
常保年輕、健康與活力

Chapter 1

抗氧化物的奇蹟
——遠離老化與疾病

藉由自由基的控制，抗氧化物就可以主宰生死，也可以影響老化的速度。大量的科學證據都顯示，飲食中含有豐富抗氧化物；而服用抗氧化物補充品的人會活得更久、更健康。

- 認識抗氧化物網絡
- 可以從食物中獲得足夠的抗氧化物嗎？

想想看，如果我告訴你，有種藥丸可以讓你在七十、八十、九十歲、甚至更高齡時，心臟依然強壯、心智敏銳而身體狀況年輕；想想看，如果我告訴你，有種藥丸可以讓你延年益壽、改善性生活；想想看，如果我告訴你，有種藥丸可以預防癌症；再問你一下，如果我有能讓皮膚恢復彈性、沒有皺紋的藥丸，你會有什麼反應呢？

你會以為我在天馬行空地胡思亂想吧？還是以為我是個奇怪的未來主義者，幻想著還未被發明的藥物？不，我不是。我是個正正經經的主流科學家，而我所提到的藥物不僅真真實實的存在，而且你也買得到。你家附近的藥房或販賣自然食品的專賣店裡就有了，你甚至還可以在你們當地的藥妝店或量販店裡的架子上看到，你也可以透過電話、郵件、或是在網路上以電子郵件郵購。你家裡廚房的架子上說不定就擺著了；只是，你可能並沒有以正確方式服用。這些藥丸雖然隨手可得，但是不可思議的效果卻是絲毫不會打折扣。

我現在談的就是抗氧化物——維生素、礦物質及其他營養素的家族，也是我窮盡七十年歲月最精華的日子所一直致力研究不懈的。抗氧化物是我每天起床到加州大學柏克萊分校實驗室的理由，是我行遍世界各地參加科學研討會的原因，也是我寫了數百篇科學文章、以及現在撰寫本書的理由，而抗氧化物也是我在現在這一把年紀還沒有打算慢下來的動力。我的名字和抗氧化物的研究密不可分，有些同僚甚至還把我冠上「抗氧化物博士」的稱呼。

抗氧化物是一組化合物，身體可以製造，許多食物中也自然含有，抗氧化物一起在體內作用，可以使我們在生命後半的歲月裡維持健康和活力。之所以能如此，是因為抗氧化物可以保護我們不受自由基對健康細胞及組織的傷害。身體在產生能量的自然過程中會製造自由基，但自由基也存在於我們周遭的環境中——特定的化學物質、煙、汙染物、陽光的輻射線——這些都會引發自由基的產生。不要低估了自由基對於健康的威脅，科學家現在相信，自由基對幾乎每種已知疾病——從心臟病、關節炎、癌症到白內障，都是致病因子。事實上，自由基本身就是老化過程的罪魁禍首。

藉由自由基的控制，抗氧化物就可以主宰生死，也可以影響老化的速度。你對抗氧化物及其作用的方式愈了解，對它在健康快樂角色上的扮演就愈讚嘆。抗氧化物在人類體內扮演的角色只能以「神奇」二字來形容。

大量的科學證據都顯示，飲食中含有豐富抗氧化物；而服用抗氧化物補充品的人會活得更久、更健康。我會在本書中告訴你一些這類令人興奮、有開拓性的資訊，我也會讓你知道如何利用這些發現。現在就改善你的生活，從今天起，你就可以停止或甚至逆轉許多因為年齡產生的相關問題。這些老化問題可能讓你的生活悲慘不堪，這是因為體內的自由基多得過分，而抗氧化物不足，所以身體就受到折磨。

抗氧化物為科學家所認識已經好幾十年了，但是直到不久前，我們還是不完全了解它的功用及作用的方式，也不知道如何去啟動這種不可思議的力量。感謝加州大學柏克萊分校派克實驗室及世界上其他實驗室的努力，我們終於找到這些問題的答案，也知道如何把抗氧化物這種可以延長壽命及救人性命的力量發揮到極致，並善加利用。

認識抗氧化物網絡

直到前不久，科學家們還相信，每種不同的抗氧化物在體內是分開作用、彼此獨立的。現在我們知道，這不是真的，在某些特定的關鍵抗氧化物之間有一種動態的交互影響。我將這種交互影響稱為抗氧化物網絡（antioxidant network），並把這種化學性的扮演者稱之為網絡抗氧化物（network antioxidant）。這些特殊的抗氧化物在我們的體內一起作用，強化我們的身體並保護我們免於疾病的威脅。

若要一一說來，抗氧化物有好幾百種，不過，只有五種是網絡抗氧化物——維生素C和E、谷胱甘肽（glutathione）、硫辛酸（lipoic acid）、輔酵素Q_{10}（Coenzyme Q10，簡稱Co Q10）。人體無法製造維生素C和E，需要由食物中攝取；人體雖然可以製造谷胱甘肽、硫辛酸和輔酵素Q_{10}，但是隨著年紀增長，比重會下滑，這正是我們為什麼要予以補充的原因。

在派克實驗室裡，我們發現網絡抗氧化物有特殊的力量，所以將它們與其他抗氧化物區隔開來。這些網絡抗氧化物之所以如此特殊，是因為它們彼此之間有互相大力增強的作用，正因為如此，所以用來減緩老化過程及激發身體對抗疾病的能力上特別有效。抗氧化物網絡就是一面防護盾牌，保護我們的身體在時間到來之前對抗歲月的力量，免於被歲月剝奪我們的生活。

就在不久之前，我們還視老化為生命中不幸且不可避免的事實。十九世紀，人類的平均壽命還不到四十七歲。而今天就算有人活到八、九十歲，也沒有人會眨一下眼睛。有些科學家還認為過不了幾代，我們很多人就可以好好地活上百歲。你或許不會感到驚訝，因為你已經看到了現代的醫藥、較佳的衛生環境及改善的營養，這些都可以增長我們的壽命。不過，話說回來，你可能也注意到了，很多人雖然活得比較久，但是為慢性病所苦，不僅沒能好好地發揮享受這段增長的日子，還過得像是得了詛咒似的，延長的壽命不一定非得如此不可。

感謝我們對於抗氧化物及抗氧化物網絡的最新了解，我們現在不僅可以活得更久，也可以活得更好，身體健康強壯，精力充沛，心智敏銳，記憶力鮮明。所以我指的不是人生中多活個幾年，而是真正在我們的歲月裡多一段人生。

現在我們知道，要延壽免病，關鍵就在於讓抗氧化物在我們體內保持適當的組合及濃度即可，我稱之為「抗氧化優勢」（antioxidant advantage）。我會說明如何利用抗氧化物幫助你達到延長壽命、強身健體的目的。

過去四十多年來，派克實驗室一直在培育來自世界各地研究抗氧化物領域最頂尖的人才。當別人請我描述一下派克實驗室的情形，我說感覺就很像在聯合國裡工作。常常有些時候，我早上踏入實驗室時，會被用十六種語言道早安。我很引以為傲，我的實驗室訓練出很多世界上最優秀的科學家，而今天從倫敦、台拉維夫到東京，及這之間幾乎各個最頂尖的研究中心裡，都有派克實驗室出來的結業校友。

我對於實驗室在發現抗氧化物如何在體內一起作用上的領導角色，尤其感到驕傲，但是我們最為人所熟知的大概要推硫辛酸之特殊角色的發現了。硫辛酸是一種新認定的抗氧化物，是網絡中最多元性、最有效力的抗氧化物，可以大幅度提升體內所有其他抗氧化物的效力。過去二十多年來，硫辛酸在歐洲被安全又成功地用來治療糖尿病；而我實驗室的研究結果顯示，硫辛酸可以有效地拿來預防中風及心臟疾病。我在本書會提到，硫辛酸既然無法單由食物中獲得足夠的供給，所以不攝取硫辛酸補充品，就無法使抗氧化物網絡的功效全力發揮。

一九八八年，當我接受美國廣播網〈今夜世界新聞〉（ABC's World News Tonight）的訪問時，很多人可能都是第一次聽到硫辛酸這個東西。兩分鐘的硫辛酸介紹引起了廣大的迴響，電話、信件紛至，很多人造訪了派克實驗室的網站，希望獲取更多相關的資料，因此我發覺實在有必要把這救命的資訊與大眾分享。

我也是研究維生素E的先驅。維生素E這種抗氧化物幾乎每天都有新的發現，你或許也發現到了，如果拿起報紙，很難不去看到一些關於使用維生素E促進健康的新方法。維生素E可以幫助我們防範阿茲海默症（Alzheimer's disease）、心臟疾病及幾種常見的癌症；此外，你如果常看運動健身類雜誌的廣告，一定也常看到廣告上強調維生素E對於運動員有多重要的字眼。這是因三十年前，派克實驗室發現了運動會消耗體內的維生素E及其他抗氧化物，所以如果運動想要得到想要的效果，就必須予以補充。我實驗室的實驗也有令人動心的結果，就是維生素E可以延長我們的壽命。

我們也發現，有些網絡抗氧化物，甚至不是抗氧化物的物質也可以提升一或多種網絡抗氧化物間的效果。這些物質包括了生物類黃酮系（flavonoid），這家族中有數千種植物生化素（phytochemicals）。其中就有五十種常見的生物黃酮化合物存在於天然的蔬菜水果及飲品中，包括綠茶及紅酒。而硒（selenium），這種非抗氧化物的礦物質可以加強網絡抗氧化物的作用，正是一個真正的非抗氧化物奇蹟製造範例。

另外，有些其他的抗氧化物也值得記上一筆。這些貨真價實的抗氧化物雖然無法與網絡有交互作用，但是對於降低累積在體內的自由基也有助益。這些助手抗氧化物包括了類胡蘿蔔素系（carotenoid family），這是一組在食物中，尤其是深綠色葉菜、柳橙及黃色蔬菜水果中發現的色素。

在本書中，我不僅會報告我實驗室中的工作結果，也會一併報告我傑出同僚的成果。截至目前為止，這些研究發現大多數只發表在學術性專書及科學性期刊中；而在本書中，我會把這類資訊呈現給你。世界上各個地方的科學家都在研究抗氧化物在延續生命及預防疾病方面所扮演的角色，舉例來說：

- **你是不是比以前容易生病？**人一旦老化，免疫系統就會變差，疾病也容易上身。位在美國麻州波士頓的杜夫斯大學（Tufts University）研究員就發現，抗氧化物可以使老化的免疫系統回春。
- **你是不是覺得自己的基因不良？**我們很多人都遺傳了容易形成癌症及其他疾病的基因，好消息是，抗氧化物可以「關閉」這些壞的基因，大大降低我們罹患這些遺傳性疾病的危險。
- **你是不是覺得自己好像沒有以前靈敏了？**許多的研究都建議抗氧化物可以預防，甚至可能可以恢復與老化有關的失憶及心理問題。
- **你的孩子或是你自己是不是有注意力缺乏症**（attention deficit disorder, ADD）**？**愈來愈多證據顯示，抗氧化物可以改善注意力缺乏症患者的不能專心及注意力缺乏問題。
- **你起床時是不是又酸又痛？**抗氧化物可以紓解關節炎及其他發炎的症狀。
- **你是不是有罹患心臟疾病的危險？**維生素E和輔酵素Q_{10}這類的抗氧化物現在已被成

功地用於心臟病的治療。

- **你有沒有晒斑或是遭到晒傷的皮膚？**抗氧化物可以預防，甚至解除這些老化的前兆，同時也保護你，減少罹患皮膚癌的機會。

抗氧化物奇蹟會解釋這些奇蹟背後的科學根據，並說明如何讓這些奇蹟為你所用。

在本書的第一到第三部，我會以淺顯易懂的文字回顧這些最新的醫學資訊。而在第四部：「派克計畫——打造適合你的抗氧化奇蹟」中，我會描述派克計畫，也就是一份詳盡的三部計畫，特色是：

抗氧化物的饗宴

在你家附近超市或果菜攤子就可以買到的常見日常食品，有數百種可以救命的抗氧化物。派克計畫會告訴你，怎樣吃對食物，輕鬆地維持抗氧化優勢。

營養補充品的養生法

派克計畫提供了一份完美的補充品攝取法，讓你的身體強壯、頭腦清明，讓抗氧化物網絡維持在最巔峰狀態作用。除了提供基本的攝取計畫給一般人之外，我還替有特殊需求的人，像是有抽菸、糖尿病、癌症或心臟病家族病史、更年期婦女、運動員，甚至是挑食的人，另外設計了一系列專門的計畫。

健康美麗肌膚的抗氧化物

派克實驗室是世界上頂尖的抗氧化物及皮膚研究中心。從我們的研究中，我們得知，抗氧化物的補充，內服和外用一樣重要。派克計畫中的抗氧化物皮膚保養攝取法，不僅可以讓你防範皮膚癌，還可以減緩、甚至消除因為年齡引起的皺紋、細紋及其他歲月的痕跡。

可以從食物中獲得足夠的抗氧化物嗎？

既然所有的抗氧化物都可以在食物中找到，那麼你可能會想，我為什麼要建議你攝取補充品？食用含有豐富抗氧化物的食物是派克計畫中很重要的一部分，但是光從食物實在不足以攝取到足量的抗氧化物。舉例來說，派克計畫建議每日攝取五百國際單位的維生素E。如果要從食物中獲取五百國際單位的維生素E，你必須吃掉五十公斤的肝，或是一百二十五湯匙的花生油；或是像我建議的，服用維生素E補充品。

抗氧化物所創造的奇蹟可以改變你的生活、延長你的生命。百分之七十以上的美國人會死於因抗氧化物網絡不足所引起或伴隨來的疾病。感謝抗氧化優勢，這些情況現在已經可以被預防、控制，某些病例甚至可能被治癒，即使每天只吃一顆抗氧化物補充品，就可以明顯的減低罹患心臟疾病及攝護腺癌的危險。你可以想像，如果攝取了整個抗氧化物網絡，好處有多大。在抗氧化物奇蹟中，我會告訴你怎麼去做，也會解釋這些讓你讚嘆不已的好處。

抗氧化物奇蹟會讓我們每個人比從前任何一個年代都更能控制健康、掌握命運。現在，我們有這能力可以預防，或甚至根治退化性疾病，而這曾經被認為老化過程中無可避免的一部分。

這是真正的奇蹟。

Chapter 2

抗氧化物的網絡運作
——通用的抗氧化物

在體內，五種主要的抗氧化物——維生素C和E、輔酵素Q_{10}、硫辛酸及谷胱甘肽——之間會有動態的交互作用。這些特殊的抗氧化物就是網絡抗氧化物，當它們一起作用時可以支撐並強化整個系統。一旦結合，它們彼此之間的活動力就會大增，進而幫助維持體內的抗氧化物均衡。

- 細胞的神祕世界
- 破壞健康的危險因子——自由基
- 抗氧化物如何與自由基作用
- 五大網絡氧化物
- 監督細胞的健康情形

製造抗氧化物奇蹟實在是工程浩大。抗氧化物網絡的發現——也就是五種特殊的抗氧化物以極其特別的合作方式一起作用——窮盡了許多傑出科學家畢生之力，以近半個世紀全心用生命投注研究事業，傾力而為，方有所成。拜這些創意先驅之賜，我們現在才得以知道抗氧化物可以預防心臟病、癌症及糖尿病，讓我們以更健康的身體來延長生命。我有幸得以在這些先驅的工作上架構我幾十年的研究，進而發展出抗氧化物網絡的觀念，而這觀念正是抗氧化物運作的一個突破性認識。因為對這份對抗氧化物運作的新認知，我們現在才能善加開發並運用抗氧化物奇蹟的一切潛力。

當初一小群科學家在草創一個新領域——細胞生物學時，我有幸在最初就成為抗氧化物奇蹟的一員。傳統的生物學家研究的是整個有機體及有機體與大自然的關係，我們則不同。我們這些細胞生物學家鑽研的是細胞，所有生命有機體的最基本單位（不是最小的單位）。細胞生物學如果不成熟，抗氧化物故事就講不下去，因為抗氧化物奇蹟就發生在細胞組織層。直到幾十年前，這個組織層都還無法被觀察、認識或解釋。

人類和所有動物都是由數以兆計的細胞所組成，相近的細胞結合成為組織，而相近的組織則結合成器官。一九四〇年代晚期，當我還在布魯克林學院主修生物學時，我們幾乎不知道抗氧化物的存在，更別提抗氧化物在細胞組織層所扮演的重要角色。科學家們倒是從累積已久的經驗得知，缺乏維生素C會導致壞血症。科學家們也知道另一種維生素——維生素E——的存在，但是對其作用一無所知。

其他領域的科學家，例如食品科學家也在觀察這些維生素，因為他們認為維生素可能對食物的保存有所助益。維生素看起來可以防範氧化過程，而氧化過程則會使脂肪腐敗。

要了解氧化過程只要想想每天發生在你家廚房的情形就行了。吃完飯，你會把沒吃完的東西包起來，防止食物變壞。把食物包起來的理由就是，一旦包起來，至少有一陣子，氧氣就不會去攻擊沒吃完的雞腿或切開的葡萄柚。食品科學家指出，這些維生素可以保護食品、防止氧化過程，所以他們也就開始把這些維生素稱之為抗氧化物了。當然了，我們細胞生物學家對食品科學家所做的事並不特別感興趣，因為我們認為他們做的工作和我們的沒什麼關係。然而卻沒有人想到，同樣的過程也會發生在我們人體內。所以結果就是，這種類似「一加一等於多少」的簡單問題，我們卻花了好長的時間才明白。

細胞的神祕世界

一九五〇年代早期及中期，我們熱切地開始探索細胞這個未知的世界，但是由於技術老舊、經費拮据，因而受到很大的挫折。在許多大學裡，「金援」科學的研究未成風氣，為實驗找金援幾乎就和測試我們假設的理論一樣具有挑戰性。不過，這些情形隨後就改變了。一九五七年，當時的蘇聯發射了世界第一枚在軌道上運行的人造衛星史波尼克號（Sputnik），美國人突然恐懼了起來，害怕在科學方面遠遠落後於俄國。幾乎是一夕之間，美國政府開始在基礎科學研究及教育方面投入了大量資金，而許多偉大的技術進展也應運而生。

從我的觀點看來，其中最重要的成就之一就是電子顯微鏡的發展。電子顯微鏡比老式的光學顯微鏡要銳利好幾千倍，也把細胞生物學正式推進了二十世紀。沒有它，就沒有抗氧化物奇蹟。

我不想讓你有個印象，認為細胞生物學是從電子顯微鏡出現後才開始的。事實上，光學顯微鏡也曾經幫助我們學到很多東西。光學顯微鏡讓我們可以看到細胞內基本的、較大的結構，也讓我們對於細胞的樣子有令人驚喜的深入了解。舉例來說，我們可以看到，每個細胞都有一層保護層在外面，而裡面有一個結構。我們把這個保護層稱之為細胞膜（cell membrane），而把裡面的結構稱之為細胞核（nucleus）。我們甚至還能進一步辨識出其他主要的細胞結構，不過卻只能推測它們的作用及運作方式。有了電子顯微鏡，一切就鉅細靡遺了，我們第一次看得見細胞內最小的元素，並研究它們之間是如何地交互影響及作用。

在電子顯微鏡發明之前，我們知道細胞裡面存有一些小小的結構，稱之為粒線體（mitochondria），會在稱之為生物性氧化作用（biological oxidation）的過程中把養分轉變成細胞的能量。現在，藉由電子顯微鏡之助，我們可以看到令人屏息的細節——這些超迷你發電廠的運作情形。而正是因為研究生物性氧化作用，我們才終於發現了抗氧化物的重要性。

破壞健康的危險因子——自由基

我很快學到，氧氣可能是個危險的朋友。人類的身體需要充足的氧氣來進行新陳代謝作用、分解養分，以產生成身體生長及進行其他活動所需要的能量。能量是所有身體活動最基本的需求，從呼吸到思考，從性愛到讓心臟持續跳動，都需要能量。氧氣是製造能量的燃料開關，沒有氧氣，我們就無法製造能量。不過，在製造能量的過程中，體內也產生相對性的破壞，那就是自由基的產生。自由基是不安定的分子，會傷害細胞結構，最糟的情形還會導致癌症、心臟病及其他許多病症。像老年失智症、帕金森氏症、糖尿病、白內障、關節炎及其他許多與老化有關的疾病，其起因或是使疾病惡化的原因都是自由基，我稍後會再詳加解釋。

維持健康的祕訣就在於維持抗氧化物及自由基的正確比例，這正是身體抗氧化物防禦網的工作。

抗氧化物如何與自由基作用

讓身體能夠抵禦自由基的防禦工作就落在抗氧化物防禦系統上。這個系統是一群特別的化合物，可以在自由基攻擊特定組織前就將其繳械。抗氧化物是身體的自由基警察，只要有需要，就隨時隨地待命，「撲擊」自由基，讓毀滅力不要散播到其他的細胞去。

仔細算來，自然產生的抗氧化物就有數百種。有些抗氧化物是身體產生的，有些則必須由食物或補充品獲得。

當抗氧化物遇上自由基時，自由基會被吞沒，然後與細胞分子結合。抗氧化物自己則變成自由基。這樣說來，你獲得了什麼？新產生出來的自由基會變得相當脆弱，其殺傷力也就不足為害了。如此一來，你的細胞及組織才能不受失控之自由基的毀滅。

在體內，五種主要的抗氧化物——維生素C和E、輔酵素Q_{10}、硫辛酸及谷胱甘肽——之間會有動態的交互作用。這些特殊的抗氧化物就是網絡抗氧化物，當它們一起作用時可以支撐並強化整個系統。一旦結合，它們彼此之間的活動力就會大增，進而幫助維持體內的抗氧化物均衡。

在派克實驗室裡，我們發現這些網絡抗氧化物有無法與其他分享的特殊力量。而這些網絡抗氧化物之所以如此特殊，原因就在於其「循環」或是還原的特點。在它們撲擊自由基後可以一個接一個下去，大大地延續了抗氧化物的威力。

以下就是一個網絡抗氧化物與其他網絡抗氧化物一起作用的實例。當維生素E消滅了一個自由基後，自己就成為一個脆弱的自由基。但是，它和其他壞的自由基不同，維生素E可以藉由維生素C或輔酵素Q_{10}循環再生，再度恢復成為抗氧化物。這些網絡抗氧化物會把電子給維生素E，讓它回復為抗氧化物狀態。同樣的情節，在維生素C或谷胱甘肽消滅自由基的危險過程中成為脆弱自由基時一樣會發生。這些抗氧化物可以藉由硫辛酸或維生素C，還原再生回抗氧化物的型態。

抗氧化物網絡最主要的工作，是防止抗氧化物在氧化過程中流失。所以，透過網絡抗氧化物一個救一個的接力方式，讓循環持續下去，保持體內抗氧化物的正確比例。

這種特殊的發展情節——抗氧化物遇上自由基、取代自由基，轉換成為「友善」的自由基，然後藉著另一種網絡抗氧化物之助還原——在一眨眼間，就會在體內發生無數次。事實上，我們根本無法真正意識到這種事發生的速度有多快、頻率有多高。不過，我倒是可以給你一個粗略的參考值，讓你知道抗氧化物在體內運作得有多頻繁。

我的同事布魯斯艾密士（Bruce Ames）在抗氧化物這個領域是個知名度頗高的科學家，根據他的推算，每天，每個人類細胞之DNA發生氧化作用的次數大約是一萬次。請把這個數字乘以人體內的細胞數量，也就是數兆個，然後，你對這活動的整體規模就會有點概念了。如果你不透過食物和補充品想辦法彌補失去的抗氧化物，就會在這種攻擊的情形下遭受到更多傷害。

雖說網絡抗氧化物是協力工作的，但是它們每一種對細胞都有獨特的保護作用。舉例來說，細胞膜主要是脂肪構成的，而細胞本身主要是水分。脂溶性的維生素E及輔酵素Q_{10}可以保護細胞膜的脂肪部分，防衛自由基的攻擊。但是，不必指望它們能保護細胞的含水部分或是血液，因為血液中大部分是水，而這些區域只有水溶性抗氧化物可以碰觸得到，像是維生素C及谷胱甘肽。

就我們所知，只有一種抗氧化物可以同時在水性和油性的區域，那就是硫辛酸。硫辛酸非常獨特，而獨到之處就在於它可以在兩種區域活動，並可還原水溶性（維生素C及谷胱甘肽）與脂溶性（維生素E）的抗氧化物。

有件重要的事情值得大家記住，每種網絡抗氧化物的數量都比其部分的總合要高，一旦結合，就可以產生神奇的力量來對抗氧化的致命力量。

以下，我簡單的介紹了每種網絡抗氧化物，並對這些抗氧化物單獨及協同作用的方式加以說明。

五大網絡抗氧化物

硫辛酸

直到不久之前，硫辛酸都還被認為是沒什麼重要性的抗氧化物，不值得再看第二眼。如果說，今日硫辛酸還能讓大家想更進一步研究一下，那麼，我要很驕傲的說，這實在是派克實驗室努力的結果。派克實驗室的研究結果顯示，在整個抗氧化物防禦系統裡，硫辛酸是最多元、也是最有效力的抗氧化物。

硫辛酸對美國而言是較新的物質，但它在歐洲被安全有效地用於治療糖尿病的併發症已經三十幾年了。而我的研究顯示，硫辛酸也能相當有效地防護中風及心臟疾病，而中風高居西方世界死亡原因的第三名。硫辛酸是唯一能大幅提高谷胱甘肽濃度的抗氧化物，而谷胱甘肽這種重要的網絡抗氧化物則是驅除體內毒素的機制。硫辛酸之所以如此重要，是因為谷胱甘肽若以口服方式攝取，身體的吸收程度不佳，大部分會浪費掉，而硫辛酸可以還原谷胱甘肽。我的實驗室則證明了硫辛酸可以將體內的谷胱甘肽提高百分之三十，這是一個令人印象深刻的比例。當你攝取硫辛酸時，不僅可以享受到硫辛酸帶來的全部好處，還可以有效地獲得額外的谷胱甘肽。

維生素E

維生素E這種體內最重要的脂溶性抗氧化物，必須藉由食物或補充品來攝取。和谷胱甘肽或是維生素C比起來，維生素E在細胞內的量只有一點點，但卻是所有抗氧化物中最重要、也是被研究最多的抗氧化物之一。維生素E存在於一種叫做脂蛋白（lipoproteins）的分子裡，走遍身體，防止脂蛋白的氧化。脂蛋白的氧化被相信是形成動脈硬化的第一步，動脈硬化會引起心臟疾病。研究報告顯示，維生素E可以預防心臟疾病、降低罹患攝護腺癌的危險，甚至可以緩和老年失智症的程度。

維生素C

維生素C受到兩屆諾貝爾諾得主保林（Linus Pauling，**審訂註：**保林博士被譽為「功能醫學之父」）的支持，認為是一般感冒的治療之道（保林博士或許是對的，但是理由並非如此，我在後面會討論）。維生素C是種水溶性抗氧化物，人體無法產生維生素C，所以必須藉由食物或補充品來獲得。維生素C是種強力的自由基殺手，要讓免疫系統強健，維生素C是絕對必要的。根據我在加州大學同仁的研究顯示，和不吃維生素C的人比較起來，常攝取維生素C的人活得比較久、也比較健康。

輔酵素Q_{10}

輔酵素Q_{10}（Co Q10）是一種脂溶性分子，與維生素E在抗氧化物循環裡一起協力工作，保護細胞的脂肪部分，不受自由基攻擊。為數極多的研究指出輔酵素Q_{10}可以有效的治療心臟疾病、心絞痛及高血壓。而最近也正在研究輔酵素Q_{10}在治療癌症及與老化相關之腦疾病方面的療效，例如帕金森氏症與老年失智症。

谷胱甘肽

在網絡中最豐富的抗氧化物就是谷胱甘肽。谷胱甘肽是身體從食物所含的三種氨基酸中製造的，這三種氨基酸分別是：谷胺酸（glutamic acid）、半胱氨酸（cysteine）、甘氨酸（glycine）。事實上，每個細胞裡都可以發現谷胱甘肽，谷胱甘肽在對抗自由基的戰爭裡是項重要的武器。當我們步入四十歲之後，體內製造谷胱甘肽的產量會開始往下滑落，而到了六十歲時，產量幾乎可以掉百分之二十。不管年齡為何，體內的谷胱甘肽的濃度一降低，就可能與早死與疾病扯上關連，所以保持高濃度的谷胱甘肽是非常重要的。

監督細胞的健康情形

除了控制自由基之外，抗氧化物在維繫健康上還扮演了更重要的角色——幫助基因的控制。讓我來解釋一下，為什麼這項特質這樣重要，這和抗氧化物奇蹟又有什麼關係。

大多數人對於身體特徵，像是眼睛的顏色或頭髮顏色是如何透過基因遺傳給下一代的，都有一些基本的認識。你不完全明瞭的是，基因除了將身體的藍圖傳給下一代之外，還包含了保持身體健康強壯的機制。

你體內的細胞無法自己思考，它們必須仰賴基因告訴它怎麼做。每個基因裡的DNA都攜帶了龐大的指令庫，管控所有的細胞活動。舉例來說，當你的免疫系統遇上可能會引起疾病的病毒，而病毒卻可能會存活時，提示免疫系統去生產特殊細胞來殺死病毒的是基因。當健康的細胞受到病毒的傷害，或是轉變成為癌細胞時，指示壞細胞在沒有擴散到健康細胞前自行銷毀的也是基因。你可以把基因想成一座萬能的大藥房，而藥房主人有最多可以讓你身體保持健康，並發揮功用的神祕藥方。如果有麻煩，你要仰賴基因來解救，告訴細胞要怎麼做。

顯然，基因在控制身體對抗疾病的能力上有絕對的重要性。我終其一生一直在追尋的問題之一就是：控制基因的到底是什麼？如果真有這種東西存在的話。

這項重要的差事就落在網絡抗氧化物上。

前面我曾提過，抗氧化物會保護基因中的DNA，免受自由基的攻擊，不過，這並不是抗氧化物唯一的工作。我們也得知，抗氧化物也可以控管基因的表達方式。事實上，我認為派克實驗室最重要的單一科學突破，就是發現了抗氧化物會根據身體的需求，來配合開啟或是關閉基因。

網絡抗氧化物的功能就像我們的個人醫師，會經常檢視細胞的健康情況。網絡一發現哪裡有問題，就會打開適當的基因來產生適當的反應。網絡會發送訊號給身體的基因，輪流告訴細胞是要吃掉、存活下去、死亡或是還原。網絡抗氧化物控制了構成身體的數以兆計的細胞，全方位的控制了生命的各個面向。

當我們年輕時，身體聽到的抗氧化物網絡訊號是清晰響亮的；所以，作用結果極佳。隨著年事變高，抗氧化物網絡漸漸被工作拖垮了。之所以會被拖垮，其中一個原因就是抗氧化物的比重漸漸下滑。此外，汙染、抽菸、飲食不良及其他不健康的影響，都可能讓抗氧化網絡在面對自由基的挑戰時難度增加。所引起的結果就是，網絡在執行身體個人醫師的能力上逐漸力有未逮。送出或接受到的訊息會混亂，問題會被錯過，沒有產生應該要有的反應。在這種情形下，疾病就因應而生了。

讓抗氧化物網絡保持強壯，是使身體擁有所需之利器的唯一途徑，這利器讓身體年輕、健康、充滿活力。按照我在派克計畫中建議的方法，每天補充身體所需的網絡抗氧化物，會讓你在預防癌症、心臟疾病及其他因為年老使得抗氧化物防禦力降低所導致的疾病上，燃起新的希望。遵照派克計畫來做，你有理由可以預期自己活得更久、更健康。

知識就是力量，而在人類的歷史上，我們第一次有知識、也有能力，可以在消除疾病、維持健康及控制命運上取得重要的進展，這就是抗氧化物奇蹟意義的全部所在。

Chapter 3
自由基
——亦敵亦友

自由基是敵亦是友，我們必須以正確的方式與之互動，不然，很快就會變成敵手。而其中的祕訣就在於維持抗氧化物的優勢。

- 自由基無所不在
- 自由基加速老化過程
- 自由基引發中風
- 自由基使心臟疾病惡化
- 自由基過量引起慢性發炎

在你能完全了解抗氧化物奇蹟之前，需要多多了解一下抗氧化物的復仇女神——自由基。有句俗諺說：無風不起浪。同樣的道理，有疾病和破壞的地方就有自由基。但是從反向來看，有生命的地方就有自由基；沒有自由基，我們就無法生存。我們剛剛才開始懂得讚許自由基在體內扮演的角色。

不管我們做什麼，是記憶一件事、生理勃起、還是對抗感冒，身體都在好好地利用自由基。自由基在體內執行很多重要的功能，從透過冠狀動脈控制血流、打擊感染、到保持頭腦的清明，都是其功能的一部分。

和抗氧化物類似，有些自由基在低濃度時本身就是發訊分子；也就是說，這些自由基要負責把基因打開或關上。有些自由基，像是一氧化氮或是超氧離子，就是由我們的免疫細胞大量製造出來，作為「毒死」病毒及細菌之用。有些自由基會殺死癌細胞，事實上，很多癌症的藥物功用就在於促使身體產生更多的自由基。氮氧化物的角色十分重要，重要到連一九九八年的諾貝爾醫學獎，都頒發給發現氮氧化物在心血管系統中扮演發訊分子的科學家。

很明顯地，我們生存需要自由基。但是，自由基卻也可以在一瞬間發訊，讓我們生病，或在時間未到之前就使我們老化。不管是晒傷、心臟病發作、中風或是像關節炎這樣的發炎類疾病，自由基在病情的發作或惡化上都是影響因子之一，即使是老化過程也和自由基脫離不了關係。

自由基無所不在

要了解自由基是何物，你對人類的細胞需要多一點了解，了解自由基和抗氧化物間分分秒秒、日日夜夜的拉鋸戰。和宇宙萬物一樣，細胞是由更小的單位所構成，那就是原子。每個原子都有個中心，或稱之為核心，而外頭圍繞著電子。電子一旦共用，兩個或兩個以上的原子就會結合在一起。生物性氧化，也就是製造能量的過程，就包含了將電子從一個氧分子移動到下一個的動作。不過，有時電子也有逃脫的時候，這個「自由」的電子就叫做自由基。

自由基以極為驚人的速度，在體內隨時產生，幾乎到處都有。如果自由基不能被很快的捕獲、吞沒，就會引起非常大的問題。自由基會攻擊或氧化DNA（也就是控制細胞成長發展的基因物質），進而提高癌症產生的可能性。而當這些不安定的分子盯上了血管內旅行的脂肪分子，就等於開始搭建了心臟病和中風的舞台。因此，自由基會讓疾病每況愈下，並使身體提前老化。

自由基加速老化過程

很多人因為想讓自己看起來青春常駐，感覺輕盈、年輕，所以攝取抗氧化物。這不僅僅只是個願望，事實上只要善加利用抗氧化物、隨時注意自由基的情形，可能就

Part 2

大自然的奇蹟
超優質的抗氧化物防衛網

Chapter 4
硫辛酸
——通用的超級抗氧化物

硫辛酸的抗氧化奇蹟

- 對於三種常見的老化疾病——中風、心臟病及白內障，提供了極強力的保護。
- 可以強化記憶力，防止腦部老化。
- 可增強整個抗氧化物防禦網。服用硫辛酸，實際上會增加體內維生素C和E、谷胱甘肽及輔酵素Q_{10}的濃度。
- 可以用來停止會加速老化及引起癌症的壞基因。
- 可用來解除肝臟的蕈類毒素，這類毒素通常會致命。
- 被成功地用來治療其他的肝臟疾病，像是C型肝炎。

派克博士的抗氧化處方

- **建議劑量**＊：無。
- **派克計畫**：每日 100 毫克（早晨 50 毫克，下午 50 毫克）
- **攝取來源**：體內合成。馬鈴薯、菠菜、與紅肉中存有少量。

＊**註**：建議劑量（RDA）是指美國農業局於 1941 年規定的每日攝取建議量（Recommended Dietary Allowance），現多改稱為膳食營養素參考攝取量（Dietary Reference Intakes, DRI）。

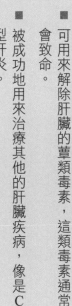

大概有將近快十年的時間，我的研究大多專注在硫辛酸上面。硫辛酸真是一種傑出的抗氧化物，永遠的改變了科學家對抗氧化物的想法。我從對硫辛酸的研究上發展出更完整的抗氧化物網絡概念，也對抗氧化物在扮演身體自由基警察之外的角色，有了更多、更深入的了解。

硫辛酸的特點

硫辛酸是一種超級抗氧化物，打破了很多抗氧化物的行為規則。事實上，如果要我發明一種理想的抗氧化物，那麼這種理想的抗氧化物會很像硫辛酸，除了把所有抗氧化物的功能全包之外，還可以做更多事。以下是硫辛酸的特殊之處。

不可思議的多元化

每個細胞在細胞膜外面都有一層脂肪，以防止細胞外的水溶性元素與細胞裡的水溶性元素相混。其他的網絡抗氧化物不是水溶性就是脂溶性的，這代表這些抗氧化物無法接觸到細胞的所有部分。因為這種特殊的構造，所以硫辛酸可以自由在細胞的脂肪性和水性部分進出，大大的提升了捕捉自由基的能力，不論自由基位於何處都無可遁逃。

可還原所有的網絡抗氧化物

你應該還記得，當抗氧化物「撲殺」自由基時，本身也會成為自由基。發生這種情形時，除非再重新恢復為抗氧化物的形態，否則就會從抗氧化物網絡中消失。在所有網絡抗氧化物中，硫辛酸是唯一可以使所有網絡抗氧化物——維生素E、谷胱甘肽、輔酵素Q_{10}及維生素C還原的抗氧化物。硫辛酸可說是是抗氧化物的抗氧化物。

對能量的產生極其重要

硫辛酸可幫助分解糖分，以產生腺嘌呤核甘三磷酸（簡稱ATP），也就是由細胞產生來運行全身的燃料。事實上，如果沒有硫辛酸，細胞就無法利用能量，也就會隨之關閉。

自行再生

硫辛酸會利用與細胞能量生產相同的機制，將自己從自由基的型態還原回抗氧化物的形式，這是唯一一種有自行恢復功能的抗氧化物；而這種自行恢復（與恢復其他抗氧化物）的能力，正是硫辛酸之所以在維持抗氧化優勢時如此重要的原因之一。

硫辛酸是一種維生素嗎？

硫辛酸最初被發現在一九三七年，科學家在觀察細菌時發現，培養細菌需要馬鈴薯萃取物中的一種成分，當時這種未知的營養素被稱為「馬鈴薯成長因子」，但是當時沒有人知道這是什麼、有什麼作用，更別提對人體是否重要了。

一九五一年，生化學家萊斯特瑞德（Lester Reed）成功的分離出硫辛酸，並畫出其分子結構。這絕對不是件容易的事。十公噸的牛肝才能製造出區區三十毫克的硫辛酸！現在，研究員知道，硫辛酸是生長必需的基本養分，有些人甚至認為硫辛酸可能可以算是一種維生素。維生素是人體想要正常作用所必需的養分，但是無法直接自行產生，必須從食物裡面攝取。之後發現硫辛酸可以由動物、人類、甚至是植物自行產生，只是它的量微乎其微，而這樣已經不符合維生素必須從外攝取的資格了。

但是，我愈認識硫辛酸，愈相信應該將它歸類在與維生素相似的地位。首要的理由是，硫辛酸的生成會隨著年齡的增加而減少。到了中年時，人體自行製造的硫辛酸可能還夠維持身體的基本需求，但是已經不足以讓身體享受到硫辛酸應該可以提供的所有的好處。因此，由其他來源來補充硫辛酸就很需要。我雖然堅決相信良好飲食的重要性，就如我在第十三章中所討論的一樣，但是要從食物中獲得足夠的硫辛酸太過困難，因為它存在的量實在少得可憐。吃掉三公斤多的菠菜，才能得到一毫克的硫辛酸。所以很顯然的，要單純的從食物中攝取到我所建議的一百毫克是不可能的。這也是我為什麼要服用硫辛酸補充品，也建議你採相同做法的原因。

在過去幾十年來，硫辛酸的故事慢慢地為人所知。直到一九八九年，硫辛酸才終於被認定為真正的抗氧化物。兩年之後，我的實驗室發現，硫辛酸不僅是抗氧化物網絡的中心，也可能是所有抗氧化物中最強力的。

我們進行了幾個很出色的實驗才導出這樣的結論。直到不久之前，一般都還相信每種抗氧化物都各司其職，中間少有「交叉對談」。換句話說，每種抗氧化物都獨立於其他的抗氧化物之外，單獨地執行其工作。

派克實驗室開始批判這種一般性的論點。我們指出有一組網絡抗氧化物以協同的方式一起工作，大大提升了彼此的力量，但是我們也知道，我們還不知道故事的全貌。在我將注意力全力集中到硫辛酸之前，我們就知道維生素C可以還原維生素E，而維生素E則可以還原維生素C。我們會知道這件事是因為當我們把這兩種抗氧化物之一加到人體細胞或動物細胞培養時，另一種抗氧化物的濃度也隨之提高——這是抗氧化物正在還原的訊號。

這個拼圖裡缺的一塊就是，如果網絡抗氧化物真的存在的話，那麼哪種網絡抗氧化物可以還原谷胱甘肽這種最主要的水溶性抗氧化物呢？谷胱甘肽可以在網絡環境之外的精密化學反應系列中還原，但是，已知的網絡抗氧化物中並沒有可以有效還原谷胱甘肽的。這種情形對我們來說似乎很奇怪，因為像谷胱甘肽這樣重要的抗氧化物竟然無法在網絡中輕易的還原！

維持高濃度的谷胱甘肽對生命極為重要。事實上，不管在任何年紀，谷胱甘肽濃度過低都是死亡的記號。有慢性病，像是愛滋病、癌症及自體免疫系統疾病（類風濕性關節炎〔rheumatoid arthritis〕及狼瘡〔lupus〕）的人，谷胱甘肽濃度都會大幅減低，讓體內的抗氧化物嚴重不足。而麻煩的是，谷胱甘肽無法以口服方式來大幅提高，因為谷胱甘肽在到達細胞之前，大部分就被消化酵素分解了。有幾種藥物可以增加谷胱甘肽的濃度，但是效果都不好。我直覺的認為，體內一定有機制可以快速而有效的還原谷胱甘肽；而根據我的猜測，答案應該與新近發現的抗氧化物網絡有關，於是我下定決心去找出答案。

硫辛酸雖然沒有被認為是主要的抗氧化物，但是我就是有預感，硫辛酸扮演的角色應該不止於此。在體內發現的所有抗氧化物中，硫辛酸的行為與谷胱甘肽最為類似。這種共通的特性讓我聯想到，硫辛酸是否能做到其他抗氧化物所無法做到的事——還原谷胱甘肽？為了要證實我的理論，我和我的同事於是把硫辛酸加到作組織培養的各種人體及動物細胞裡。

我們以為谷胱甘肽如果可以增加百分之十至二十，實驗就算成功。讓我們大感興奮的是，在所有的實驗中，細胞組織層的谷胱甘肽都提高百分之三十，令人大為驚奇。換句話說，硫辛酸成功地做到其他抗氧化物及藥物無法做到的事——它大幅提高了谷胱甘肽的濃度，這是這個抗氧化物正在還原的訊號。

生物研究的重要性一如試管研究，而真正的證實則要看理論是否一樣適用於活體（也就是有生命、會呼吸的動物）。在這個例子裡，我的同事成丹沈（Chandan Sen）使用的是實驗室老鼠。

你可能會想，為什麼那麼多實驗都要使用實驗室白鼠？這些實驗和人類有什麼關係？答案是大有關係。老鼠和其他囓齒類動物是研究人類極好的模式，因為牠們會產生的疾病與人類相同，而這些疾病的病理現象也相同。這些動物和人類一樣，仰賴抗氧化物來保護牠們，對抗自由基。因此，這些動物實驗對可以讓我們洞察人體內部作用的細節。

實驗中，硫辛酸被注射到白老鼠身上，看看是否可以提高谷胱甘肽的濃度。果然，這些動物的肺部及血液中的谷胱甘肽濃度都明顯提高了。硫辛酸不僅可以補充體內血液中珍貴的谷胱甘肽，更可以補充到最迫切需要谷胱甘肽的組織及細胞裡。

我們終於找到可以增加谷胱甘肽的物質了，但相當諷刺的是，這「神奇物質」並非是大製藥公司耗費數十億元在實驗室中發現的，而是自然界早已創造、一直存在我們身邊、為我們所用的東西啊！我們從這經驗學到的寶貴一課就是，有時當科學家不再嘗試與大自然競賽，或者試圖去改變它，而是努力用心去了解自然時，獲得的往往是最好的結果。

硫辛酸可以如此迅速而有效提升谷胱甘肽濃度的事實，對用來預防及治療許多已知會影響人類的疾病上極為重要。我相信，二十一世紀的醫藥應用應該比較不會重視使用對身體而言是外來藥物的方式來治療疾病，而是利用提高抗氧化物網絡對疾病的戰鬥力，從體內強化做起。

我們的發現也是個令人著急的證據，顯示硫辛酸只是這龐大故事裡的一小角，正待開展，我們需要進一步確定硫辛酸在抗氧化網絡中扮演的角色。

硫辛酸及白內障

我們的下一個實驗和人類尤有關連，因為是和老化最常見的疾病之一——白內障有關。白內障是眼睛的水晶體上長出覆蓋水晶體的雲狀或塊狀外膜，這種情形是因為自由基傷害蛋白質所引起的。白內障在老年人口中太普遍了，幾乎是多到只要你活得夠久就會得。白內障是經年累月曝露於陽光中的結果，陽光會促使太多自由基產生，進而消除體內的抗氧化物。

人類必須透過食物或補充品來獲得維生素C，這一點和大多數動物體內就能自行產生維生素C不同。此外，有些動物的新生幼兒在出生後的一個月左右，體內也無法自行製造維生素C。在這段脆弱的期間，動物幼兒必須依賴谷胱甘肽來提供抗氧化物保護。就是因為這樣，出生後無法自行製造谷胱甘肽的老鼠，在最初的幾個星期內都處在一種缺乏抗氧化物的狀態下，想當然爾，結果就是要忍受一些健康上的不良後果。從很多方面來看，這些缺乏抗氧化物的老鼠產生的很多問題都與抗氧化物濃度偏低的老人一樣。

接下來的一個實驗，我們要給一組新生的小老鼠施予一種叫做BSO（butathione sulphoxamine）的藥物，這種藥物會阻止老鼠體內製造谷胱甘肽。另一組新生的老鼠也被施予BSO，但是牠們也被注射了硫辛酸。

新生的小老鼠出生後六週才會張開眼睛，不過，我們從過去的經驗中得知，當這些缺乏谷胱甘肽的小老鼠張開眼睛時，全都會有白內障。我們要問的問題是：硫辛酸可以保護因為缺乏谷胱甘肽引起的白內障嗎？

六週結束，一如當初所預期，被施予谷胱甘肽阻斷劑，而又沒有施打硫辛酸的小老鼠，全都有白內障。但是，被施打了硫辛酸補充品的老鼠幾乎都沒有白內障！進一步的測試顯示，被施予硫辛酸治療的小老鼠眼部水晶體的谷胱甘肽濃度非常高，而沒被施予硫辛酸的老鼠，谷胱甘肽則是嚴重缺乏。

終於發現了能夠刺激谷胱甘肽製造的抗氧化物，實在令人非常興奮。但是，我們發現的不止於此，硫辛酸對於維生素C和維生素E也有相同的效果。換句話說，補充硫辛酸不只可以恢復谷胱甘肽，也可以提高其他重要網絡抗氧化物的濃度。從這些實驗證明，硫辛酸的確是無可比擬的抗氧化物。

硫辛酸替維生素E上場代打

實驗真實的顯示出硫辛酸在抗氧化物網絡中關鍵的地位，所以不必懷疑，硫辛酸的確值得在抗氧化物殿堂裡被列名。這個結果真的太棒了。

第一個實驗使用三組十二週大的老鼠。一組被餵以正常的食物；另一組被餵以維生素E不足的食物；而第三組則被餵以維生素E不足，但有補充硫辛酸的食物。

餵食六週之後，餵以正常食物的老鼠發育正常，但是餵以維生素E不足食物的老鼠有嚴重的體重下滑現象，而且肌肉無力，看起來老態龍鍾、骨瘦如柴、一副病奄奄的模樣。這沒什麼奇怪的，因為我們早就知道，不管是人類或動物，嚴重缺乏維生素E就會引起類似的症狀。

令人訝異的是餵以維生素E不足食物，但補以硫辛酸的這一組。這一組完全沒有維生素E被剝奪的現象，牠們和餵食正常食物的老鼠一樣健康有精神。很明顯的，這組雖然缺乏維生素E，但是硫辛酸卻取代了維生素E在體內的作用。這個實驗提供了正面的佐證來支持我們先前的懷疑：網絡抗氧化物之間不僅有很深的關係，而且，硫辛酸在這網絡中扮演著居中的樞紐角色。

硫辛酸與中風

我們下一個實驗產生的結果甚至更令人驚奇，可以進一步肯定我對硫辛酸不可思議力量的堅定信念，也肯定硫辛酸未來可能用來治療許多不同疾病的潛力，這些疾病中包含了中風（這是美國第三大死亡原因）。

中風是由於運送血液與氧氣到腦部的過程發生中斷所引起的。如果你從不擔心自己可能發生中風，那麼你從現在起最好要小心。美國每年有七十萬人中風，十五萬人死於中風（**審訂註：**台灣每年約有三萬五千人中風，一萬四千人死於中風），而存活下來的中風患者往往在身體或心理上都有殘缺之憾。我們的研究顯示，硫辛酸可以是治療中風的武器，事實上，還可以幫助預防中風的發生。

在我們的實驗中，我們阻斷了實驗鼠的頸動脈，也就是運送血液和氧氣到腦部的動脈，讓老鼠中風。三十分鐘後恢復血流，然後二十四小時監視老鼠。在恢復氧氣的一瞬間，自由基大量產生，壓制過腦部的抗氧化防禦。這樣證明了是致命的。在恢復氧氣的二十四小時之內，有百分之八十的老鼠死亡。

然後，我們再度重複這個實驗，但是有一個重要的不同點。這次，我們在恢復腦部正常血液供應之前，替老鼠注射了硫辛酸。奇蹟似的，在二十四小時之後，只有百分之二十五的老鼠死亡，而存活的老鼠並沒有顯示出任何問題。事實上，牠們完全康復了。我們知道，從來還沒有任何一種抗氧化物或是藥物能達成這樣的壯舉。

我們看到硫辛酸在保護老鼠對抗與中風相關之腦部傷害時的神奇效果，但現在，我們必須進一步了解硫辛酸作用的機制。下一個實驗裡，我們要找出自由基在腦部三個區域造成傷害的證據。我們發現，在沒有用硫辛酸治療的動物身上，腦部受到的自由基損傷有實質上的增加，但是用硫辛酸治療的動物腦部卻沒有。這些動物的腦部非常正常，完全沒有一般中風後會發生的氧化性傷害跡象。

很明顯的，注射硫辛酸確實保護了這些動物免於中風的折磨，但是現在的問題是，硫辛酸是怎麼辦到的？在開發中風的治療方法時，最困難的地方之一就是讓藥物進入腦部，也就是可以穿越過所謂的血腦障壁（blood-brain barrier）。我們有必要知道硫辛酸是否屬於少數可以穿越血腦障壁，直接或是透過網絡中其他成員到達腦細胞中——也就是有最迫切需要的地方，去發揮其神奇力量的物質。

首先，我們測試了使用硫辛酸來治療的動物腦部，我們發現，硫辛酸真的穿越了血腦障壁。硫辛酸到達了腦部特定的區域，並提供額外的抗氧化支援，但是它做的不止於此。在這個重要的關鍵時刻，硫辛酸還激發提高了另一種重要的網絡抗氧化物濃度——谷胱甘肽。在沒有接受治療的動物體內，我們發現谷胱甘肽的濃度在中風之後就直線下滑，正是抗氧化物防禦網被擊潰的清楚指標。反之，接受硫辛酸治療的動物腦部的谷胱甘肽濃度頗高，是成功擊退自由基攻擊的訊號。還有另一個例子可以顯示抗氧化物網絡的利益，這個例子甚至可以讓你有生死不同的命運。

硫辛酸保護心臟

腦部中風後產生的損害現象和發生心臟病突發後心肌傷害的情況類似。中風通常是因為運送血液到腦部的動脈血管發生阻塞現象，而心臟病突發則是運送血液到心臟的動脈血管發生阻塞的結果。其後果則是一段時間的局部缺血（ischemia）或缺氧後，氧氣恢復，然後自由基突增。上述兩種情形，自由基的激增都是加劇傷害的原因。

硫辛酸既然可以相當有效的保護中風，我們覺得它對心臟病突發也應該有同樣的效果，於是就設計了一個實驗來證實我們的假設。實驗利用的是所謂的「蘭俊多夫心跳模式」（Langendorff beating-heart model），一種讓我們可以在動物體外研究活的、會跳動的動物心臟的程序。這種方式不僅讓我們可以測試不同藥物及療法在跳動心臟上的效果，隨後也讓我們可以解剖心臟，檢查我們的做法在細胞層級產生的完整影響。

實驗時，我們用一種不含氧的溶劑灌注在跳動的老鼠心臟上，模擬心臟病突發的情形。四十分鐘後，我們換了溶劑，這次使用了含有氧氣的溶劑。根據以前的實驗結果，我們知道心臟若是在這種情況下缺氧，只有百分之二十至二十五的機率會復原，然後繼續正常的跳動；剩下的會有嚴重的傷害產生。不過，當我們把硫辛酸加到再次灌入的溶劑中時，復原的情形卻出乎意料。事實上，復原率提升到接近百分之六十，比不使用硫辛酸時高出兩倍以上。

在後續的研究中，我們把實驗鼠餵以硫辛酸，然後將心臟拿出繼續研究。這時，我們讓心臟接受自由基的攻擊。實驗顯示這些吃過硫辛酸老鼠的心臟，比起沒吃硫辛酸老鼠的心臟少受到很多自由基的傷害。這結果和稍早的實驗結果一致，兩者都顯示在模擬的心臟病突發狀況下，硫辛酸可以保護心臟組織，減少自由基的傷害。

派克實驗室所進行的實驗清楚的展現抗氧化物網絡，尤其是硫辛酸，是如何有效的提供保護給一般常見的老化疾病，特別是心臟病、中風及白內障。這些實驗也替我們「維持抗氧化優勢可讓你在年老時保持健康活力」的信念，提供了穩固的科學理論基礎。

我在柏克萊的同事布魯斯艾密士教授也和我分享了一些很令人興奮的資訊。布魯斯和我長久以來一直維持著很好的友誼，我們對自由基、氧化物、抗氧化物等在老化過程中的角色也有共同的興趣。布魯斯根據我們在硫辛酸上面的工作成果，自己領軍進行了一些很有趣的實驗。

他和其他的同事發現當硫辛酸與胺基酸——左旋肉鹼（L-carnitine，一種可以促使脂肪酸進入細胞裡的物質）結合以後，就可以使年邁動物的粒線體恢復年輕活力。你可能還記得，粒線體是細胞的發電廠，也是能量的製造場所；人老了以後，粒線體也會隨之老化，而使能量的製造變緩。但是布魯斯還指出，不只是動物的粒線體功能變得較佳，動物看起來比較年輕，行為舉止也變靈活。很顯然的，這些發現對於健康的老化有更深奧的意義在其中。

當動物研究獲致了如此正面又令人振奮的成果時，醫學界也開始注意到了。在美國，一些敏銳的醫師已經開始使用硫辛酸來預防並治療與自由基相關的疾病。等著看吧，硫辛酸已經開始證明其本身會是一種效力強大的藥物。

治療「無藥可救」的毒蕈中毒

有位極具開創性的開業醫師，在他二十多年的執業生活中一直在使用硫辛酸。這位醫師是布頓伯克森（Burton Berkson）博士，新墨西哥州的拉庫魯斯人士。伯克森博士可以告訴你太多太多他用硫辛酸救活許多使用其他方法都宣告無效的病例。

伯克森博士第一次使用硫辛酸治療的病例要追溯到一九七七年，當年他是克斯西方保留區附屬醫院（Case Western Reserve-affiliated hospital）的住院醫師。當時，他被指派治療一對因為誤食一種極毒的 Amanita 有毒蕈菇而導致肝臟疾病的夫妻。這種毒蕈通常會致命，而此菇的毒素以主要幾種方式來摧毀肝臟，其中包括了大量降低谷胱甘肽濃度，而谷胱甘肽正是肝臟主要的抗氧化物。這對夫妻病得奄奄一息，預計幾天之內就會喪命。

幸運的是，伯克森博士對菇蕈類毒素的認識比一般的醫師要多得多。在進入醫學院就讀之前，他還拿過一個微生物學博士學位，專攻黴菌學，主要研究真菌類。在他擔任路捷斯大學（Rutgers University）黴菌學教授的期間，他讀過一篇由一位捷克醫師在醫學期刊上寫的文章，上面敘述他以硫辛酸治療 Amanita 有毒蕈菇中毒者的經驗。這篇研究文章出色之處在於公開了四十位中了毒菇毒素的病例中，有三十九人存活下來的資訊，比起毒菇中毒百分之六十至九十的死亡率實在好太多。伯克森博士熱切的想要使用硫辛酸來治療這兩位病人，只是當時，硫辛酸在全世界只有少數幾個研究中心有。伯克森博士立刻聯絡了菲德利克巴特（Frederic Barter）博士，看看是不是有人在使用硫辛酸。巴特博士當時主管位在華盛頓特區國家健康研究院（National Institutes of Health）的內分泌學會，幸運的是，巴特博士手上剛好有一些，所以當天就以航空快遞給伯克森博士。

晚上之前，那對生病的夫妻就收到第一份硫辛酸治療劑。讓大家大感驚喜的是，不到一個鐘頭，他們就表示覺得身體好很多了。更讓大家跌破眼鏡的是，不到三天，他們就可以下床了。而兩個星期之內，他們就恢復了正常。伯克森博士和巴特博士把這次使用硫辛酸的經驗寫成文章，刊登在醫學期刊上，但是並未引起醫學界的注意。根據伯克森博士的說法，當時醫學界的重心都沉醉在器官移植這個嶄新的、令人興奮的領域上，天真的相信肝病最好的治療方法就是移植一個新的肝臟。

過去二十多年來，伯克森博士用硫辛酸醫治了其他不同的肝病，像是C型肝炎（一種嚴重的肝臟感染疾病）。事實上他治療過一位有嚴重C型肝炎的三十五歲女性。這位患者曾被告知，如果不作肝臟移植，大概就只有幾個星期的時間好活了。但在她每天都吃硫辛酸補充品不久之後，病情居然大有起色，好到足以再度扮演她忙碌的職業婦女及母親的角色。伯克森博士的檔案裡充滿著各種因為硫辛酸而「神奇治癒」的故事，這些故事，他在他的書《阿爾發硫辛酸：突破性的抗氧化物》（*Alpha Lipoic Acid: The Breakthrough Antioxidant*）中有描述。

當我們對肝臟疾病有更多認識時，有力的證據顯示硫辛酸被證明是治療美國施行肝臟移植之首要病因——原發性膽汁性肝硬化（Primary biliary cirrhosis，簡稱ＰＢＣ）的有效治療方法。原發性膽汁性肝硬化是一種少見的自體免疫性疾病，大都發生在女性身上。患有自體免疫性疾病時，身體的免疫細胞（自體抗體）就會開始攻擊自己本身的組織。原發性膽汁性肝硬化的特色是肝臟膽管發炎壞死，引起纖維化、細胞損傷、肝衰竭，最後死亡。那麼，硫辛酸怎樣幫上忙的？實驗證據顯示，這些自體抗體對付的是一個特定的目標——粒線體膜中含有硫辛酸的細胞蛋白質。對我而言，這就代表補充硫辛酸可能可以在這些麻煩的自體免疫細胞攻擊粒線體蛋白質之前，產生干擾的好處。換句話說，硫辛酸可以在自體免疫細胞到達目標之前就瓦解它們的攻擊。考慮到這種情況的嚴重性，也了解硫辛酸的安全性，這方面的研究應該要優先進行。

硫辛酸抑制壞基因

當我說，二十世紀最偉大的醫學故事之一，就是發現抗氧化物維持健康上扮演了我們以前都無法相信的超重要角色，這一點都不誇張。像硫辛酸這樣的抗氧化物除了撲滅自由基之外，還可以阻止所謂「壞基因」的激化，防止疾病的發作。這種知識不僅大大的開拓了我們治療許多不同疾病的能力，更讓我們可以根除疾病。

對於基因的工作方式有很多錯誤的觀念。舉例來說，雖然我們大部分的基因都是正常的，不過，我們所有人也都帶有不良、或是有潛在性傷害的基因。如果你生來就帶有會發展成結腸癌、心臟病或是關節炎的基因，那麼你可能會認為自己以後一定會患上這些疾病，但是事實上並非如此。即使我們的基因已被如此編譯了，但是環境、生活方式、飲食及其他因子，在決定我們是否真會發展成某種特定疾病上卻也扮演了重要的角色。

基因在有所表現之前必須先被「啟動」或激活。人體有很多不同的訊號系統在控制基因的表現，讓基因可以在適當的時候開或關。舉例來說，像是控制成長的基因在兒童期時就比成年期活躍，這正是我們為什麼在某一個時間點後就會停止生長的原因。話說回來，如果DNA成為自由基的標靶，就可能會激活原本沉睡的壞基因。這是為何曝露於高濃度自由基的人，例如，吸菸者會比不吸菸的人容易發展出特定的疾病的原因。香菸煙霧中的自由基可以激活特定的基因，而這些基因正可以觸發各式癌症和心臟病的開關。如果一個人從不抽菸，那麼那些基因可能永遠也沒機會浮顯出來。

數百種的基因也可以被一種叫做核因子 Kappa B（Nuclear Factor Kappa B，簡稱 NF Kappa B）的蛋白質所激活，這種蛋白質可以和DNA結合，改變其表現方式。NF Kappa B 被適當控制時可以幫助身體對抗疾病，並執行其他重要的功能。但是如果被過度激活，就會引起一些問題，例如削弱免疫功能、助長心臟病的產生，甚至加速皮膚老化。

很顯然的，要控制 NF Kappa B 的激活情況才是對我們有益的事。好消息是，大多數的抗氧化物，尤其是硫辛酸，可以讓 NF Kappa B 受到控制。而壞消息則是，自由基可以激活 NF Kappa B，這正是要在自由基為害之前先加以駕馭會如此重要的另一個原因。

因為抗氧化物可以協助控制危險基因，所以這最根本的階段來治療疾病可能性就非常之高。如果我們可以在壞基因產生危害之前就先予以確認及抑制，那麼施行預防醫療就有無限的可能形式。

要享受這些新資訊帶來的好處不必等，照著派克計畫所建議的方式，我們現在就可以實施有效的預防醫療。

硫辛酸控制糖尿病

雖說美國醫學在開發新藥物與活命技術的快速發展上，頗有其值得稱道之處，但是，整個醫學的建構在使用自然資源來治療常見疾病上卻有些落後。在歐洲，情況有些不同，自然物質的接受程度相當高。雖然糖尿病在美國是非常普遍的疾病，但歐洲人在成功使用硫辛酸治療糖尿病方面，是領先美國的。在我告訴你硫辛酸如何幫助患者預防一些糖尿病嚴重的併發症，甚至一開始就預防糖尿病的發作之前，我要先簡述一下糖尿病。

糖尿病是指一組生化方面的疾病，疾病的特色是身體無法利用碳水化合物（也就是食物中所含的糖和澱粉）。在糖尿病的病例中，身體的新陳代謝機制有障礙，導致血糖濃度升高。患者的血液中有極大量的葡萄糖，但進入細胞中去製造能量的葡萄糖卻不足，這正是糖尿病會被貼切地形容成「飽食中的飢餓」的原因。

兩種最常見的糖尿病分別是第一型及第二型。第一型又稱青少年型（juvenile）或胰島素依賴型（insulin-dependent）糖尿病，而第二型則是成人型（adult-onset）糖尿病，也叫做非胰島素依賴型（non-insulin-dependent mellitus, NIDDM）糖尿病，約占所有糖尿病的百分之八十五。

第一型糖尿病在童年期發作，原因是胰臟中一些叫做貝他細胞（beta cells）的特殊細胞，無法製造胰島素所引起的。胰島素是一種荷爾蒙，可以把一種叫做葡萄糖的單糖透過血管，運送到肌肉及脂肪細胞裡去。第一型糖尿病患者除了小心控制飲食，避免糖分過高之外，通常都會補充胰島素，以保持新陳代謝機制的正常功能。

第二型糖尿病的病因並不是因為胰島素的製造有問題，而是胰島素阻抗或是葡萄糖耐量不良（impaired glucose tolerance）。也就是，胰島素量是足夠的，不過作用力較弱。大多數患有第二型糖尿病的病人只要控制飲食、多運動，病情就可以得到控制。不過，某些病例還是需要利用胰島素或藥物以降低血糖。

第二型糖尿病在西方世界非常普遍，美國情形尤其嚴重。在美國，第二型糖尿病的患者就有一千六百萬人之多，而大概有五千萬人（成人人口的四分之一）只要情況有變化就可能會變成糖尿病。我們知道基因在糖尿病的罹患上占了一個因素，但是很顯然的，生活方式也是一個原因。老是坐著不動、體重又超重的人，比苗條又活躍的人容易得糖尿病。而糖尿病在老年人口中更是普遍，所以也被認為是老化的疾病。百分之八十五的患者年齡在三十五歲以上，每增加十歲，發病的危險性就大幅提高。到了七十歲時，患糖尿病的機率是五十歲時的二十倍。

糖尿病是一種嚴重的病，拖得愈久，對全身造成的傷害就愈大。糖尿病在發病初期，微血管會輕微受損，病情拖下去，傷害就愈嚴重，血管會開始滲露，可能造成永久性的神經傷害、腎臟損害（腎臟病變〔nephropathy〕）、心臟病及眼盲（視網膜病變〔retinopathy〕）。伴隨這疾病而來的傷害都是直接或間接由自由基所引起的。

葡萄糖讓人老化

糖尿病是種氧化導致的疾病——也就是，糖尿病患者的抗氧化物濃度比一般正常人明顯偏低。這並不令人驚訝。氧氣喜歡葡萄糖，而這兩者結合則會產生更多的自由基，然而這並非唯一的問題。長期曝露於葡萄糖之中會引起其他嚴重的後果，即使不是糖尿病患者也一樣，長期葡萄糖濃度偏高的人尤其糟糕。

一如我們無法離開氧氣而生存，我們沒有葡萄糖也活不下去。如果你的身體停止由食物中製造葡萄糖，你就會餓死，因為這樣一來，身體就沒有辦法可以製造維持身體所需的燃料了。和氧氣一樣，葡萄糖是個危險的朋友。在一種叫做蛋白質糖化（glycation）的過程中，葡萄糖和蛋白質產生反應，就如同皮膚的膠原蛋白（collagen）或是眼睛裡的水晶體一樣，會使蛋白質交叉聯結。這樣產生糖分受損的蛋白質稱為糖化終產物（Advanced glycation end products，簡稱AGE）。簡稱AGE實在蠻貼切的，因為這種受損的蛋白質量如果高，就會引起早發的老化現象（premature aging）。

蛋白質糖化過程在每個人身上都會發生，即使你不是糖尿病患者。只不過，糖尿病患者的糖化終產物量要比正常人要高出很多。事實上，糖尿病患者皮膚膠原蛋白的傷害程度是非糖尿病患者的兩倍，這也正是糖尿病患者比較容易產生老人斑或是早發性皺紋的原因。除了在皮膚引起化妝品性傷害外，糖化終產物實際上會對全身上下的組織產生嚴重的傷害。舉例來說，如果受損部位在眼部，就可能產生白內障或是夜盲。如果動脈的膠原蛋白受損，就會形成脂肪塊，導致心臟病發作，而如果結締組織間的膠原蛋白變成交叉聯結的話，就會發生關節炎。蛋白質糖化過程還被指為是摧毀腦部神經細胞的罪魁禍首，會導致阿茲海默症及其他的神經退化性疾病。如果傷處加上胰島素，蛋白質糖化還會促使自由基的形成。所以很明顯的，葡萄糖過多絕非好事情。

要阻止葡萄糖過多引起傷害，糖尿病必須盡早獲得控制。硫辛酸雖然不是治療糖尿病的藥物，但是看起來卻對控制糖尿病症狀及防止一路發生的嚴重問題很有助益。

二十五年來，硫辛酸在德國一直被用來治療由體內各處神經傷害所引起之週邊神經病變，這種病變會使肌肉無力，又酸又痛。週邊神經傷害與神經細胞缺乏抗氧化物有直接的關連。在以口服或是靜脈注射每天施用高劑量的硫辛酸（每天二百到六百毫克）達兩三週後，患者在症狀的紓解上通常會有很好的改善。德國巴登符騰堡州布爾市（Buhl）馬克思格蘭蒂克醫療中心（Max Grandig Clinic）高血壓及心臟病研究中心的史蒂分賈柏博士（Dr. Stephan Jacob）帶領研究了幾個硫辛酸在有神經病變之糖尿病患者之效果研究。據他告訴我，他患者的症狀獲得了「很大的紓解」，所以睡眠較好，也有整體性的改善。此外，他的病人也回報，覺得身體比較健康、工作也比較能跟得上。有幾位還注意到他們的胰島素劑量或抗糖尿病藥物的劑量可以降低。他們施用了硫辛酸後，不僅覺得身體狀況比較好，也覺得比較健康。

爾後，德國西北部杜斯多夫（Dusseldorf）Heinrich Heine大學的丹濟格爾（Dan Zielger）博士及阿諾格利斯博士（F. Arnold Gries）曾報告的硫辛酸相關資訊更是讓人興奮。他們發現，對糖尿病人施予硫辛酸，事實上可以刺激神經纖維的再生。病人在短短三週每日使用六百毫克的硫辛酸治療後，發現疼痛大幅減輕，而原先因為神經病變引起的麻木感也有極大的改善。

硫辛酸除了可以提升體內的抗氧化物濃度外，還可以幾種顯著的方式控制糖尿病，這其中包括降低動物和人類的蛋白質損害（糖化終產物）。糖化終產物的形成不只是糖尿病的問題，它本身是老化過程本身的一個因子，有很好的證據顯示，硫辛酸可以幫助減緩老化過程。硫辛酸既然可以幫助葡萄糖為肌肉細胞所用，那麼，硫辛酸補充品能在最初就防止第二型糖尿病發作的可能性就非常高。

硫辛酸的這些正面的報導吸引了彼得戴克（Peter Dyck）與菲力普劉（Phillip A.

Low）兩位博士的注意。兩位博士在馬友醫療中心及基金會（Mayo Clinic and Foundation）工作，正在計畫一個多中心試驗，研究硫辛酸當作糖尿病多神經病變的治療藥物。我想在美國的這個研究結果會和在歐洲獲得的一樣好。

我不是在建議糖尿病患者自行使用硫辛酸來治療糖尿病，因為糖尿病是一種需要由醫師謹慎處理的疾病。不過，我相信硫辛酸可以配合糖尿病其他的治療方式一起使用。既然大多數的醫師對硫辛酸都不熟悉，我就把詳盡的專題引證相關研究一併列入，希望能幫助醫師了解如何把硫辛酸納入糖尿病病人的飲食療法中。

硫辛酸與愛滋病及免疫功能

疾病與氧化壓力（oxidative stress）是密切關連的，即使是看起來和體內自由基及抗氧化物拉鋸戰無關的疾病，也會因為抗氧化物的平衡改變而受到很大的影響，愛滋病就是這樣的例子。愛滋病（acquired immune deficiency syndrome，簡稱AIDS，中文全名為「後天免疫缺乏症候群」）是因為免疫系統受到人類免疫不全病毒（HIV）壓抑所造成一種疾病。反轉錄病毒（Retrovirus）是一種可以改變細胞基因組成的病毒，而讓人類免疫不全病毒如此難以控制的原因在於這種病毒會摧毀一種叫做T淋巴輔助細胞（T-helper cells）的免疫細胞。這種免疫細胞是身體對抗發炎的第一道防線，T淋巴輔助細胞一旦被大量殺死，身體在面對隨時可能會使免疫系統削弱的感染時，就毫無招架之力。舉例來說，愛滋病患者特別容易受到肺炎及巨細胞病毒（cytomegalovirus，會導致瞎眼）的感染，正常的免疫系統通常都可以將這兩種感染擊退。

雖說愛滋病看起來幾乎只受致病因子（infectious agent）所影響，但事實上，氧化壓力卻是病毒進展的主要因子。當T淋巴輔助細胞被HIV削弱時，這些細胞就會失去其製造及運送谷胱甘肽的能力，谷胱甘肽是細胞主要的抗氧化物。T淋巴輔助細胞一旦喪失抗氧化優勢，就會屈服於氧化壓力之下，還可能引起更多的傷害。不令人驚訝的是，HIV呈陽性反應的人，體內的谷胱甘肽濃度及其他抗氧化物濃度都很明顯的偏低。雖說恢復抗氧化物濃度不是治療愛滋病的一種方式，研究人員卻相信，抗氧化物與其他藥物一起並用，至少可以讓身體有對抗病毒的機會。

在試管試驗中，硫辛酸可以防止HIV在人類培養細胞的再生。這雖不代表同樣的事對HIV呈陽性反應的人也一樣，不過我認為也有可能。還有證據顯示硫辛酸可支撐HIV呈陽性反應之人的抗氧化物防衛力，根據這道理，這應該可以協助他們對抗感染。在一個研究裡，硫辛酸（一百五十毫克，每日三次）以口服的方式給予十二位HIV呈陽性反應的人。兩個星期的尾聲，所有病人血液中的谷胱甘肽濃度都有增加，而其中九人T淋巴輔助細胞的數量甚至還增加，這是免疫系統變強的訊號。要決定硫辛酸是否該被納入HIV感染的治療藥物之林，還需要更多的研究，但是，恢復抗氧化物均衡一定是有效的，這一點似乎是很明顯的。我建議你去找一位有這方面知識的醫師，讓他決定硫辛酸是否應該被加到治療表中。

硫辛酸能增進記憶力

當我們開始老化，心智功能從中年起就會一點一點的開始滑落。最常見的症狀就是短期性的記憶力退化，也稱為年齡相關性記憶障礙性（age associated memory impairment，簡稱AAMI）。忘記名字、錯過了約會等都是年齡相關性記憶障礙的跡象。我想要強調的是，這種短暫性的遺漏並不是老態龍鍾或是老人失智症的徵兆，這是老化過程正常的一部分。好消息是，抗氧化物可以扮演輔助智力功能的角色。

腦細胞，或稱神經元（neurons），是靠分泌一種叫做神經傳導素（neurotransmitters）的化學物質來彼此溝通的。我們老化時，神經傳導素的製造就會明顯減少，而腦細胞也會開始流失，這都是所謂腦部老化的一些現象。其他因素也對這個現象有所影響。

腦部主控全身的功能，是身上工作最辛苦的器官之一。事實上，腦是人體活動的溫床，需要非常大量的能量才能維持工作。這個不到半公斤重的器官協調全身的神經活動，處理外面進來的感官刺激，也是理性、智慧、記憶、意識及情緒的儲存庫。正因為如此，腦子當然需要消耗很大的能量。為了要適應這種能量的貪饜要求，腦部組織充滿了粒線體，也就是製造ＡＴＰ全身細胞燃料的細胞發電廠。既然製造能量需要氧氣，腦部也是自由基主要的製造者，對氧化壓力尤其沒有抗拒力。假以時日，自由基經常性的攻擊會對智力功能造成深遠的影響。

自由基傷害既然被指與老化相關的記憶改變有關，研究學者就開始研究，看看補充抗氧化物是否能使傷害減緩，甚至修復。

德國曼海姆（Mannheim）的智力健康醫學機構（Clinical Institute for Mental Health）曾進行一項研究，檢查硫辛酸對有老化問題的老鼠喪失的記憶是否有效。有老化問題的老鼠所經歷的老化相關記憶問題和人類是類似的，所以該項研究在年老但是健康的老鼠飲水裡加了硫辛酸。十四天後，這些老鼠就被送進迷宮測試。用硫辛酸治療的老鼠其表現明顯比未經治療的老鼠為佳。很多老鼠的表現就跟年齡只有牠們一半的老鼠一樣好，有些甚至要更好。研究人員推測，在提高抗氧化物濃度之後，硫辛酸會降低腦部氧化壓力的量，甚至減緩了腦部細胞因為老化而流失的速度。有趣的是，對於年輕而抗氧化物防禦力仍然堅強的動物，硫辛酸並無法提升其表現。

要判斷硫辛酸是否能增進人類的智力功能，仍需要更多的研究，但是證據卻強烈的顯示，不管在任何年齡，許多抗氧化物（尤其是維生素Ｅ、銀杏葉、松樹皮萃取劑碧蘿芷〔Pycnogenol〕）在保持頭腦的敏銳度上的確有其重要性。

硫辛酸可對抗放射性毒

曝露於放射線之中會產生一大群自由基，引起嚴重的傷害，甚至致命。放射線會大量殺死體內的谷胱甘肽，讓自由基有機會嚴重地破壞身體的組織和器官。有幾種抗氧化物組被用來治療放射線傷害，而且效果不一。事實上，世界上每支軍隊都配備抗放射線藥物給部隊，這些藥物的分子結構和谷胱甘肽與硫辛酸這兩種抗氧化物類似。莫斯科的俄國小兒血液學會（Russian Institute of Pediatric Hematology）及維生素研究學會（Vitamin Research Institute）研究員發現，硫辛酸可能是截至目前為止最有效的抗放射線治療法之一。

放射線致命程度極高，當動物被曝露在高劑量的放射線之中時，只有百分之三十五可以存活。而硫辛酸的強大威力在於，如果動物在曝露於放射線之前先施予硫辛酸，那麼之後存活率竟然可以高達百分之九十。我們雖然不知道存活率提升的原因，但是我猜測是因為硫辛酸可以提升免疫力，進而增加了身體對抗由自由基引起之疾病的抵抗力。

幸好我們大部分人都不曾曝露於致命劑量的放射線下，但是，意外偶爾也會發生。例如發生在一九八六年烏克蘭車諾比那次嚴重的核能電廠事件，爆炸燃燒引起放射線外洩，嚴重汙染附近區域的大片土壤。繼續留在車諾比生活的居民長期曝露在低劑量

象，當中包括了抽菸及不抽菸的人，也包括了被動的抽菸人士——就是和癮君子一起生活或工作、但本身並不抽菸的人。我們希望從這個研究中能得知抗氧化物雞尾酒療法是否可以降低抽菸者及被動抽菸者的氧化壓力傷害。這將是決定抗氧化物網絡是否真能保護抽菸者對抗因香菸引起之自由基傷害的第一步。

我們可能需要幾年才能公布研究成果，不過，很多癮君子可能會想知道現在是否應該馬上開始試用抗氧化物雞尾酒療法。我的回答是肯定的！我覺得抗氧化物網絡會被證明對抽菸者的健康有正面的幫助；而這是僅次於戒菸，對癮君子保護其自身因香菸造成之傷害的重要方法。

一如硫辛酸在抗氧化物網絡中可能的角色一樣重要，這個刺激、持續發展中的故事每天正要開展，現在披露出來的只是一小部分。我相信，我們已經接觸到故事的表層了，而現在正要朝全面深入了解抗氧化物威力，並完全發揮其潛能來進行。

Chapter 5
維生素 E
——非比尋常的抗氧化物

維生素 E 的抗氧化奇蹟

- 可以恢復免疫功能中因年齡變老而大幅退化的功能，防止腦細胞老化。
- 可以實際降低罹患心臟病及中風的危險性。如果已經有心臟病發作的經驗，則可大大降低二次發作的機會。
- 可以讓肌膚常保年輕，防止紫外線及臭氧的傷害。這兩種原因正是產生皺紋、老人斑，甚至皮膚癌最主要的禍首。
- 可以紓解關節炎及其他發炎性疾病的症狀。
- 可以降低男性罹患攝護腺癌症的危險。
- 能抑制乳癌細胞的生長。

派克博士的抗氧化處方

- **建議劑量**：每天 30 國際單位。
- **派克計畫**：每天 500 毫克，綜合性生育酚（tocopherols）及生育三烯酚（tocotrienol）。
- **攝取來源**：純蔬菜油、花生醬、米糠油、大麥，綠色葉菜中亦含有少量。

「我是因為要讓心臟強健才吃維生素E的。」
「我看一本健康雜誌上說吃維生素E對關節炎很好，之後我才開始吃的。幫助真的很大呢！」
「我想要保持年輕的容貌所以才吃的。」

你如果問一屋子的人，為什麼吃維生素E，答案一定形形色色。一談到維生素E，每個人都有自己的意見和看法。

七十多年前，維生素E就已經是大家激辯及討論的課題了。在我們甚至還不知道維生素E能做什麼之前，早有反對人士高唱維生素E無用論了，而支持者卻聲稱維生素E幾乎可以治百病，從關節炎、不孕症到癌症，無所不能。

幾十年來，經過數以千計的研究後，常常聽見關於維生素E的新聞可就一點也不令人驚訝了，甚至連其狂熱的擁護者都無法想像維生素E帶來的好處到底有多少、有多好。

我浸淫於研究維生素E已經有三十年以上，曾參與過很多讓我們對維生素E有突破性了解的科學研究。事實上，派克實驗室就座落在加州大學柏克萊分校的一棟建築物裡，而這棟建築物曾是兩位最初發現維生素E的科學家，進行他們最刺激、最有創意的工作所在。

在介紹維生素E輝煌的成就之前，我想先回顧一下它錯綜複雜的過去。維生素E是一九二二年由兩位科學家賀伯伊凡（Herbert Evans）與凱薩琳畢夏（Katherine Bishop）所發現的。他們發現，在綠色的萵苣裡有種未經認定的物質存在，這種物質可以防止老鼠流產。實驗的老鼠如果不餵食綠色萵苣，懷胎就無法足月。一九三六年，這種神祕的物質終於被人從小麥胚芽油中分解出來了，而分解出這物質的地點也是在柏克萊。新物質被命名為tocopherol（生育酚），字源來自希臘字tokos，意思是生育；及pherein，意思則是懷胎。字尾ol則表示這種化合物是種酚（phenol）或是酒精。因為維生素E可以防止實驗鼠流產，所以大眾很快就流傳出維生素E可以讓人變得「性感」，這當然就讓嚴謹的科學家們極端謹慎小心的對待了。

維生素E是由四種不同的生育酚及生育三烯酚的分子組合而成的族群，這四種分子結構幾乎都一樣。雖說阿爾發生育酚是其中最知名的，但其同屬的兄弟姊妹也極為重要。可惜的是，在現代食品處理的過程中，會把食物中各種形式的天然維生素E都消耗掉，讓很多人對這種主要的抗氧化物攝取量不足。美國人中，大概有一半的人會吃維生素E補充品，但是大多數人吃的只是一種形式的維生素E——阿爾發生育酚，而沒能吃到其他形式。如果你吃的維生素E中只含阿爾發生育酚，那麼你就享受不到維生素E族群完整系列的益處了。這正是我為什麼要建議你吃綜合性維生素E補充品——也就是含有全系天然維生素E生育酚及生育三烯酚的補充品的原因。

除了可以預防嚙齒動物的流產外，維生素E在人體中扮演的角色對研究者而言仍是渾沌未明的。動物研究顯示，嚴重的維生素E缺乏會引起消瘦及肌肉無力。生化學家知道，維生素E是一種抗氧化劑，可以預防氧化作用而導致多不飽和脂肪及油脂曝露於空氣時所發生的腐敗情形。事實上，維生素E早期的商業用途就是延後食物的腐壞時間。但是這似乎和人體無關，因為在那時候，還沒有證據顯示脂肪真的會在人體內氧化。

一九五四年，來自加州大學戴維斯分校（University of California at Davis）一位聞名的生化學家塔裴爾（A. L. Tappel）終於在一個突破性的實驗中證明，維生素E的確以和防止食物因氧化作用而腐敗的同樣方式，在人體中對血液中的脂肪產生同樣的作用，對抗會引起腐敗的共同敵人——氧氣。而脂肪在體內的氧化，被稱做油脂預氧化（lipid preoxidataion），現在被認為是引起心臟疾病的潛伏病因。更重要的是，塔裴爾博士證明維生素E可以讓油脂預氧化作用在半途終止。

我第一次見到塔裴爾博士是在一九五九年，那時我是賓州大學的博士後研究生，而他則是客座教授，正希望找一個實驗室立身展志。讓我大感驚喜的，他竟然選擇了我的實驗室，這也開啟了我對維生素E的興趣。塔裴爾和我看起來實在不像一組同伴。

他非常的安靜，而我則是外向多話。在實驗室裡，他幾乎像軍人一般的執行計畫，勤勉工作，掩飾了他安閒的另一面個性。雖說如此，我們的工作關係還是非常完美，而以後更發展成為終身不渝的友誼。在賓州大學的那段日子裡，我們在經歷一天漫長的工作後，會一起走路回家。一路上，我們會邊聊天，邊穿越過費城西邊的市街。我們推測，會影響我們在抗氧化物研究上的物質，一般而言，也會對科學有相同的影響，對醫學尤其如此。我很高興當時我們的推測，後來都真的印證了。之後，當我加入加州大學教學團隊時，我們又再度成為同事。

我的工作大多側重在維生素E在網絡抗氧化物中角色的研究，而維生素E在這之中，首要的功能就是扮演人體主要的脂溶性抗氧化物。

在抗氧化物網絡中，維生素E是由維生素C、硫辛酸及輔酵素Q_{10}所再生還原的。即使你吃了維生素C及硫辛酸，還是需要補充維生素E。每種網絡抗氧化物都各有所司，無法由其他抗氧化物替代。

維生素E之所以獨特，是因為它可以穿透細胞膜的脂肪部分，這是其他網絡抗氧化物根本無法接觸到的。只有維生素E可以進入細胞膜的脂肪，攻擊、消滅在這個過程中所產生的自由基。由於維生素E是脂溶性，而非水溶性（因為血液中主要是水），所以維生素E為了要在血管中流通，必須被夾帶在一個複合的粒子裡運送，這粒子叫做脂蛋白（lipoprotein）。脂蛋白由肝臟產生，會隨血液流通全身，功能則在運送脂肪與卡路里到細胞，以供細胞成長及維持之用。

根據所運送脂肪類型的不同，脂蛋白可以分成幾種：低密度脂蛋白（low-density lipoprotein，簡稱LDL），又稱為壞膽固醇，負責把膽固醇運送到細胞組織。高密度脂蛋白（high-density lipoprotein，簡稱HDL），則又稱為好膽固醇，負責把膽固醇運回肝臟，從膽汁中排泄。

和細胞膜的脂肪分子數量相較，維生素E的濃度實在低得難以置信——每一千到二千個脂肪分子才有一個分子的維生素E。即使維生素E的濃度如此之低，它卻非常重要，維生素E事實上是以孤軍作戰的方式，來保護脂蛋白免於自由基的傷害或氧化作用的。氧化作用也就是使奶油轉酸腐敗的相同過程。維生素E通常被稱為「連鎖中斷」抗氧化物，因為它會使生化的連鎖作用中斷。連鎖作用會使自由基廣為散佈，嚴重的傷害油脂及蛋白質。

脂蛋白濃度過高是引發心臟疾病的危險因子，也是很多疾病的病源，包括癌症。事實上，你一定聽過，膽固醇過高會大幅提高心臟病發作的危險。膽固醇過高是身體無法迅速處理脂蛋白的指標，也就是說，過多的脂蛋白一直在你血管裡逗留不去。這種情形會提高自由基攻擊的可能性，而引發一連串的事件，因而導致心臟病。

維生素E是抗癌戰士

自由基攻擊脂肪與蛋白質可能會損害DNA，也就是細胞內的基因物質，因而導致癌症。

撲滅自由基並非維生素E對抗癌症的唯一方式。一般說來，每一種網絡抗氧化物，尤其是維生素E，在扮演人體系統控管的角色上似乎都有著過去無法置信的重要地位。和硫辛酸一樣，維生素E也與發訊途徑有關，可以打開或關閉基因，並控制細胞的生長。有許多研究都證實，飲食中含豐富維生素E和其他抗氧化物的人，罹患癌症的機會比飲食中不含的要低非常多。而其他一些研究也顯示，維生素濃度低的人，罹患許多不同類型之癌症，尤其是攝護腺癌和肝癌的機率會提高。

事實上，美國國家老化學會（National Institute of Aging）的研究員卡塔琳羅森西（Katalin G. Losonczy）研究了一萬一千七百六十八位年齡在六十五至一〇五歲的人攝取維生素E的情況。她發現，每天服用維生素E補充品的人比沒有服用的人，死於癌症的比例要低百分之四十一，而死於心臟病的比例也低百分之四十。

裂的次數。對細胞賦予的要求愈多，也就是必須分裂的頻率愈高，細胞的壽命愈短。

在我們的一個研究裡，我們培養了一種定名為WI38的胚胎人體肺細胞。這種細胞在體外培養皿中成長時，有限的生命週期大約是分裂五十次。我們的目的是要觀察，當維生素E被加到培養皿時，是否真的能影響細胞維持生命的長度。在一系列的實驗中，維生素E真的把細胞的生命週期延長了兩倍，細胞分裂的次數不是一般的五十次，而是令人驚奇的一百次以上。其他實驗室也有類似的研究報導。所以很可能，降低氧化壓力——也就是賦予細胞額外的抗氧化保護，會延長細胞壽命。

在另一個實驗裡，我們更進一步證實了維生素E在保護人類細胞、對抗氧化壓力時的強力效果。當人類細胞在第二十五倍（doubling，大約是中年期）時曝露在可見的光線中，細胞會快速死亡，因為光線引發自由基的形成，進而傷害了細胞。但是，細胞在未曝露於光線前，若施以高劑量的維生素E，竟然就奇蹟似的全部存活了下來，而且還會一直活到正常的生命週期結束。

當我在美國《國家科學學會學報》（*Proceedings of the National Academy of Sciences*）上公布這些實驗的結果時，我寫到：「我們將此結果解析為對自由基老化理論的支持。」一簡而言之，服用抗氧化物會讓我們活得更久，這些及其他類似的研究，都只是更加應證了維持抗氧化優勢的智慧而已。

維生素E降低心臟病的危險

維生素E對心臟疾病所提供的強力保護，正是抗氧化物奇蹟行動的首要例子。壓倒性的證據都顯示維生素E可以降低心臟病形成的危險，甚至可以預防已經發過病的心臟病患者第二次發病。

所謂的「心臟病」這個名詞大多是指冠狀動脈性心臟病，也就是運送血液到心臟的動脈發生狹隘或完全阻塞的情況。雖說從二十世紀後半起，死於心臟病的人數已經在穩定的下滑中，但是心臟病仍然高居西方世界主要的死亡原因。現在，我們比從前任何時期都更加了解心臟病，而我很樂意的自認，我們細胞生物學家在協助解開祕密上扮演了一個很重要的角色。當然了，我們這些研究維生素E的人也可以很驕傲的說，我們在拯救生命上也略盡了棉薄之力。

回溯到一九三三年，威費德修特（Wilfred Shute）與依凡修特（Evan Shute）這兩位加拿大安大略省倫敦市的心臟科醫師，就已經開始使用維生素E來治療心臟病了。在他們一九七二年出版的著作中，修特就報告他們已經使用維生素E來治療三萬個以上的心臟病患者，而且治療效果非常正面。事實上，兩位修特醫師還提出了以當時而言很激進的觀念，他們建議大家要服用維生素E，並在飲食與生活型態上做一些調整，如此一來，心臟病就不會上身。雖說一般大眾熱情回應了他們的訊息，而維生素E也成為很受歡迎的補充品，但是醫學界最初的反應卻是把他們的聲明斥為無稽，認為他們在誤導大眾，最差勁的甚至還將他們比作是賣膏藥的。只要一顆簡單的維生素對病人的健康就有如此深遠的影響，被認為是天方夜譚。在那個時代的西方，預防醫學甚至都還沒什麼人提起，更何況是要有人身體力行。

醫學界還沉迷在昂貴、複雜的保健方式，認為愈貴、愈高科技的方法愈好。長足的醫學進步，像是心血管攝影（首次能提供心臟清晰的攝影），以及心肺機（在手術時能照料病人的心臟），都讓開心手術成真。事實上，冠狀動脈繞道手術（也就是用體內其他地方取來的血管取代被阻塞的動脈）是治療冠狀動脈疾病的選擇之一。毫無疑問的，這種冠狀動脈繞道手術拯救了許多生命，但是，隨著手術次數的高漲，很多人開始質疑是否有太多外科醫師在沒有先嘗試非入侵性的治療方式前，就決定動刀了。

一九八〇年代初期，每年就有二十萬例冠狀動脈繞道手術。這種治療法非但不是一勞永逸的療法，醫師還發現，開刀後用不了多久，動過動脈繞道手術的患者血管很快的又被塊狀物充滿，還需要再做一次手術。當幾份流通性很高的研究開始把動過冠狀動脈繞道手術患者拿來和使用藥物治療的患者相比較，並且質疑動了手術是否真的能延長生命、或改善心臟病再度復發的情形時，大力支持手術的態度很快的有了轉變。在此同時，持續進步的人體科學研究也開始揭開心臟病成因的面紗，讓人無法再漠視飲食，尤其是抗氧化物在心臟病的引發及養成上的角色。

我實驗室中針對維生素E的大部分研究及其他許多類似的研究，都替維生素E在預防心臟病中扮演的角色建立了典範。我們的工作成果為心臟疾病提供了分子層級的說明理論，讓像修特這樣的醫師及研究人員報告了在動物及人類上的研究結果。

雖說許多人都在很意外的情況下發生心臟病突發或是心絞痛，但是事實上，在產生任何症狀之前，這些疾病都已經悄悄地在你體內發展幾十年了。

早在低密度脂蛋白進犯微血管及冠狀動脈血管內壁，讓內壁起了氧化作用之前，心臟病就開始了。在理想的狀況下，低密度脂蛋白中的維生素E會捕捉自由基並加以摧毀；在這過程中，維生素E自己會變成脆弱自由基。如果網絡抗氧化物工作得宜，維生素C或是硫辛酸就會把維生素E加以充電，讓它恢復，再度成為抗氧化物。不過，如果網絡抗氧化物負荷過大——也就是身體處於過高的氧化壓力下，維生素E就無法還原，而脂蛋白就需要去對抗自由基。脂肪和蛋白質會受到氧化性傷害，引發硬塊的形成而阻塞動脈。當塊狀堆積變大後，主要的動脈就會變狹窄，危及流到心臟的血液。

心臟病最主要的原因，就是體內的抗氧化物網絡無法正常地執行工作。提升維生素E及整個抗氧化物網絡，對於體內對抗心臟病的能力有很重大的影響。

兩份以哈佛為基礎的有名普口研究報告印證這項觀點，研究的對象包括了男女兩性的專業醫療從業人員。比較晚的一份追蹤研究，研究對象包括了八萬七千名女性護理人員。這些護理人員持續吃了兩年以上的維生素E，而她們發生主要心臟病的比例比沒吃的人員低了百分之四十一。另一份針對男性醫療專業人員所做的研究顯示，每天服用兩百國際單位維生素E的人比沒服用的人，心臟病發生的比例要低百分之三十七。我想指出，基於這些研究，我們可以做結論，很多醫師都在吃維生素E，即使他們在病人面前並未承認！

如果你還沒被說服為什麼該吃維生素E，那麼考慮一下以下的研究：

- 美國德州大學西南醫學中心的賈拉（Ishwarlal Jialal）與德瓦拉（Sridevi Devaraj）醫師研究了一千二百國際單位的維生素E在已氧化的低密度脂蛋白細胞組織層上的效果，研究範圍包括了二十一種與健康相關的主題。經過八個星期，低密度脂蛋白氧化的感受度平均降低了百分之四十。他們也發現，由單核細胞釋放出的自由基數量有減少，白血球也有減少的情形。白血球會吞噬氧化的低密度脂蛋白，並開始動脈粥狀硬化過程，這就是**維生素E可以在早期停止引起心臟病發展**的證據。更重要的是，賈拉醫師發現每日攝取至少四百國際單位的維生素E，就可以**保護低密度脂蛋白免於氧化**。

- 在另一項一九九六年出版的研究裡，研究人員檢查了冠狀動脈阻塞的程度。他們發現心臟病嚴重的程度與低密度脂蛋白中的維生素E含量成反比。病人**低密度脂蛋白中的維生素E含量愈高，阻塞程度愈低**；而病人低密度脂蛋白中的維生素E含量愈低，阻塞程度愈高。

很明顯地，低密度脂蛋白中維生素E含量的高低，對心臟病的發展及惡化速度有極重大的影響。

攝取維生素E永不嫌遲

好消息是，即使你已經有心臟病了，現在才開始吃維生素E還是有幫助的，不會太遲。直至今日為止，在證實維生素E大有益處的研究之中，最具戲劇性的是針對已經有一次心臟病發病病史的病人所做的。劍橋心臟抗氧化研究（The Cambridge Heart Antioxidant Study）是一個使用安慰劑的雙盲研究，研究對象為二〇〇二位被診斷患有心臟病的病人。其中百分之三十七的患者病情不是非常嚴重，就是已經動過三次冠狀動脈繞道手術。一千三十五位病人被施予每天四百或八百國際單位的維生素E，剩下的九百六十七位則被施以安慰劑。五百一十天之後，研究人員發現，服用維生素E的病人心臟病發作的次數比起沒服用維生素E的，居然令人瞠目結舌的少了百分之七十七。根據這份當時刊登在英國醫學期刊《刺胳針》（*Lancet*）上的研究結果，研究人員決定中斷這項研究，而開立維生素E給所有的病人。這項研究最值得大書特書之處，就是即使是對心臟病的高危險族群，維生素E都可以產生保護心臟的效果。

醫師開立維生素E來預防或治療心臟病的人數在成長中。醫學博士朱利安魏鐵克（Julian Whitaker）是加州新港海灘魏鐵克健康協會（Whitaker Wellness Institute in Newport Beach）成員，也是以維生素E療法治療心臟病患者的先驅擁護者。他告訴我：「我在醫療時使用維生素E已經超過二十年了。根據數千患者的經驗，我可以很肯定的說，每天補充維生素E來治療心臟病的效果，遠比改變飲食習慣要有效得多。」

我相信維生素E與其他整個抗氧化物網絡可以在最初產生效果，防範體內環境演變成心臟病的可能性，進而挽救更多無數的生命。對我來說，事先防範遠比事後再來改正錯誤更明智。

被忽視的維生素E族群成員

一說到維生素E，最喜歡提到肝臟了。肝臟裡有一種蛋白質可以挑出各種不同形式的生育酚（tocopherol）及生育三烯酚（tocotrienols），而只選擇將阿爾發生育酚轉輸到脂蛋白中。肝臟為什麼偏好阿爾發生育酚是個謎，也不是我們興趣之所在。儲存阿爾發生育酚的機制可能是承襲自工業時代之前，當時生育酚在飲食中是非常稀少的。因為人體喜好阿爾發生育酚，所以很多科學家都把研究的重心放在這種形式的維生素E，而將其兩種重要的旁支——生育三烯酚和戈瑪生育酚（Gamma tocopherol）排除在外。不過，最近研究人員發現這些被忽視的維生素E族群成員中，有不少令人興奮的新資訊。

生育三烯酚

生育三烯酚是維生素E的一種形式，在大麥糠、米糠、小麥糠及燕麥糠裡都有發現。生育三烯酚的基本功能與生育酚相同，但是在分子層級上有點形狀上的差異，不同的形狀讓它在抗氧化功能上擁有一些特殊的力量。

維生素E的這些族群成員在幫助預防及治療像動脈粥狀硬化、高膽固醇、甚至某些癌症上，有其獨特的地位。

中風也是一種會危及性命的狀況，但可能可以生育三烯酚來預防及治療。中風的原因通常是頸部動脈因硬塊沉積而變狹，阻斷了到腦部的供血。被診斷為頸動脈狹窄（carotid stenosis）的人，罹患中風的危險性很高。直至目前為止，治療頸動脈狹窄的唯一方法是一種危險的外科手術——頸動脈內膜切除手術（carotid endarterectomy）。這種手術的過程是把頸動脈切開，刮清內壁。該項手術危險性之所以這麼高，原因就在

而我們也得知，生育三烯酚可能是對付乳癌的厲害武器。乳癌有兩種：雌激素陽性與雌激素陰性。雌激素陽性形的乳癌對雌激素有感應，也就是說，雌激素會刺激腫瘤的生長；雌激素陰性型乳癌就不受雌激素影響。年輕的婦女若有乳癌通常是雌激素陽性型，更年期後的婦女則大多是雌激素陰性型。

抗雌激素的藥物 tamoxifen 已經被成功地用來預防及治療雌激素陽性型乳癌，但是，這種藥物對雌激素陰性型乳癌卻沒有效果。tamoxifen 也可能產生毀滅性的副作用，包括子宮炎。西安大略大學（University of Western Ontario）的研究人員出版了一個研究報告，比較 tamoxifen 和生育三烯酚對雌激素陽性型乳癌細胞及雌激素陰性型乳癌細胞的治療效果。在試管試驗中，生育三烯酚抑制了兩種乳癌細胞的生長。事實上，由於生育三烯酚的療效太好，所以研究人員已經開始研究把生育三烯酚加到乳癌療法的可行性，和 tamoxifen 一類的藥物配合使用。這類藥物也被用於乳癌的高危險群，做為預防之用。我相信對乳癌患者進行生育三烯酚的臨床療效研究，再搭配以其他網絡抗氧化物，像是輔酵素 Q_{10} 及硫辛酸是迫切需要的。

生育三烯酚為什麼如此特別？我相信，原因在於生育三烯酚能以特殊的方式操縱細胞膜，並以相當輕易的方式與抗氧化網絡的其他元素互動。在派克實驗室裡，我們已經證明生育三烯酚是可移動的，並可以透過生物膜均勻的分散出去，在這方面，生育酚就有成團成塊的傾向。換句話說，生育三烯酚可以進入生育酚到不了的密實點。

此外，在生育三烯酚特殊的能力上再添一筆，生育三烯酚比生育酚容易還原，大概在四十倍到六十倍之間，也就表示，生育三烯酚的停留能力較強。

派克實驗室還揭開了生育三烯酚的另一個祕密——我們的皮膚熱愛它！我們發現被攝取的生育三烯酚會被皮膚細胞吸收，對我而言，這就表示，生育三烯酚在對抗紫外線及臭氧所引起的老化有重要的功用。一九九八年，世界知名的維生素E研究員馬瑞特翠柏（Maret Traberer）和我還在馬來西亞檳城的一個國際會議裡做簡報，介紹這個研究工作。

生育三烯酚是抗氧化網絡裡重要的組成之一，因為它可以在細胞膜之間移動，並且可以被其他的抗氧化網絡成員還原。

生育三烯酚讓你擁有雙倍享受：對內，可以讓血管保持年輕；對外，可以讓皮膚青春長駐。

戈瑪生育酚

戈瑪生育酚是維生素E存在於大豆油及玉米油中的自然型態。可惜的是，在戈瑪生育酚到達消費者手中之前就已經從油裡消失不見了，也就是說，在我們的飲食中，這類的維生素E不足。豐富的戈瑪生育酚在工廠煉油時就被分離，單獨賣給維生素E

的製造廠商，而廠商則將其轉換為阿爾發生育酚，以天然維生素E之名賣給消費者。正因為如此，一些材料中曾經含有豐富天然戈瑪生育酚的食品，像奶油酥餅、沙拉調味醬及烘烤食物等，現在因為使用了精煉油，所以其中的維生素E大多被剝奪了。製造廠商一般會在加工食品裡摻入廉價的合成阿爾發生育酚，所以像洋芋片這種以前富含戈瑪生育酚的食物來源，現在幾乎都只含合成阿爾發生育酚了。

在三十年前的北美洲飲食中，天然的戈瑪生育酚是維生素E最主要的形式；但是，合成戈瑪生育酚的使用及製造商從食用油中，提煉戈瑪生育酚以製造天然生育酚，已經使這種平衡被打破。

很諷刺的是，我們把戈瑪生育酚從食物裡去除，但是研究人員反而指出，戈瑪生育酚在體內扮演著很重要的角色。特別值得一提的是，戈瑪生育酚可以協助阻擋引起發炎及癌症的生物通道。

研究顯示，病人如果抽菸、有心血管疾病或是患有愛滋病，血清中戈瑪生育酚對阿爾發生育酚的比重會降低。這種戈瑪生育酚不足意義可能很大，因為可能會影響身體對抗發炎的能力，而發炎則會讓這些問題惡化。

對抽菸者而言，缺乏戈瑪生育酚可能會致命。有一個普口研究比較了南太平洋中的庫克群島居民及斐濟群島居民。兩島島民抽菸的習慣類似。不過，斐濟群島島民血清中的戈瑪生育酚比庫克群島島民高兩倍，但是阿爾發生育酚濃度則相同，而斐濟群島島民發生肺癌的病例比庫克群島低十倍。推究起來，斐濟飲食中，戈瑪生育酚的含量比庫克飲食中豐富，這就反映在斐濟島島民低得多的肺癌病例數量上。

針對抽菸者進行的幾項研究也顯示，香菸會減少戈瑪生育酚，而癮君子戒菸後不久，體內的戈瑪生育酚濃度就上升了。

類似情形也發生在瑞典的一個研究裡。這個研究發現冠狀動脈心臟病患者血清中的戈瑪生育酚濃度降低了，而阿爾發生育酚則沒有。這個資訊在對照加州研究人員最近提出的一些資料時就顯得特別有趣——研究人員發現人體體內產生的天然利尿劑**LLU-alpha**是戈瑪生育酚的一種代謝產物。天然利尿劑可以維持體內礦物質的平衡，這樣做也可以幫助抑制高血壓。這表示，如果你沒有獲取足夠的戈瑪生育酚，身體就無法製造充足的天然利尿劑了。發生這種情形的後果可能很嚴重，因為高血壓會提高心臟病突發和中風的風險。

抽菸者罹患心臟疾病及中風的危險性也比較高，雖然還沒有進行過研究，不過戈瑪生育酚可能可以幫助身體抵禦這些疾病的侵害。根據我稍早提及的研究，戈瑪生育酚似乎可以幫助抽菸者對抗肺癌。怎麼會這樣？因為香菸中含有大量的一氧化氮，這種化合物可以被轉成潛在的致癌因子。不過，天然的戈瑪生育酚會與一氧化氮交手，將其打落到不同的通道裡去，因此可以防止致癌因子的形成。現在，這樣的說法大多只是推測罷了，不過對於戈瑪生育酚擁有的保護力量，我們很快就會有具體的證據來證明了。

派克實驗室參與了一個針對抽菸者舉行的大型的干擾測試，藉以了解一種含豐富戈瑪生育酚及生育三烯酚的網絡抗氧化物雞尾酒療法在抽菸者身上的反應。這個測試是和加州州立菸草研究疾病相關計畫（State of California Tobacco Research Disease Related Program）進行合作的（研究的細節在第三章「硫辛酸是癮君子的救治處方」中有敘述）。在我們的研究中，大多數的維生素E都是以戈瑪生育酚的形式運送的，不過，我們還是把阿爾發生育酚包含進去。這和我的信念相謀合，我深信，只有當維生素補充品包含所有天然形式的維生素E時，才能達到最佳的效果，不可以因為其中一種而顧此失彼。這個研究最後的結果要幾年才出得來，不過根據最初的研究，我對結果抱持樂觀的態度。我並非想暗示我們可以保護抽菸者免於菸草所帶來的種種危險，不過，我很相信透過抗氧化物的補充，我們可以把這些危險性降低。

我們對戈瑪生育酚的認識愈多，它對健康的好處就會愈趨明朗，這是無庸置疑的，而我們而對整個維生素E族群之重要性的認可也會愈來愈高。

維生素E促進免疫功能

如果延長的幾年壽命要浪費在纏綿病榻之上，那麼長壽是沒有意義的，我們必須找出方法來保持健康。要保持健康並延年益壽，方法之一就是維持強健、活力十足的免疫系統。從這角度來看，提升抗氧化物網絡的確可以讓我們在消除疾病上展現不同的效果；疾病若不消除，不但會減短我們的壽命，還會徹底破壞後面這幾年的生活品質。

免疫系統的首要工作就是保護我們的身體、對抗疾病。我們雖然稱免疫系統為系統，事實上，它並不是直接和某個特定的器官相連的。其實，免疫系統是一大群細胞，這群細胞會找出細菌、病毒、癌細胞前身、癌症細胞及所有它認為有危險性的外來入侵者，並予以摧毀。

當我們老化時，免疫系統會喪失部分功能，因此會比較容易受到疾病的侵襲。這類侵襲在我們年輕時，我們的身體很容易就可以將它打發。這也正是為什麼會大力建議老年人每年施打感冒疫苗，而不會對大多數年輕人這麼做的原因。年輕人感冒，大概一兩週就可以把感冒病毒打敗，而老年人卻可能沒這麼幸運。老年人的感冒會拖比較久，產生併發症，得到肺炎這類併發症的機會也比較高。

免疫細胞有幾種，T淋巴球是免疫系統主要的細胞。某些淋巴球會隨著血液遊走，獵殺外來的入侵者，保護細胞免於病毒及細菌的直接攻擊。其他的T淋巴球，叫做抑制性T淋巴球，可以幫助免疫細胞區分身體的細胞及外來的蛋白質。抑制性T淋巴球非常重要，人體如果沒有這種細胞，身體就會自己攻擊自己，引起器官嚴重的損壞，甚至死亡。抑制性T淋巴球功能如果有問題，就可能會導致自體免疫性疾病，像是紅斑性狼瘡、修格連氏症候群（Sjögren's syndrome），或是類風濕性關節炎。

另一種類型的免疫細胞是B淋巴球，負責產生一種叫做抗體的蛋白質，抗體會在外來物質進入體內時，附在上面。在我們一生中，身體會製造數以千種不同的抗體，每種抗體都是為搜尋並摧毀特定的敵人而量身訂製的。抗體可以存活很長很長的時間，它們在消滅了病毒或細菌後，可以在體內存留很久，以對抗膽敢再度侵犯的病毒及細菌。舉例來說，大多數人只會出一次水痘，因為水痘病毒如果再來攻擊第二次，抗體部隊就會發現，並在其攻陷之前予以痛擊。

人一老化，免疫功能就會有相當程度的衰弱，特別是當年齡到達七、八十歲時。我們體內產生的T淋巴球和B淋巴球數量雖和從前相同，但是功能已經大不如前。事實上，當我們七十歲時，T淋巴球中就已經超過半數無法對抗原和外來物產生適當反應。而B淋巴球的記憶力也開始減退，無法再積極對敵人迎頭痛擊。

在動物及人類的老化細胞上，維生素E可以提振免疫功能，但是直到最近，並無任何令人信服的研究報告服用維生素E在提高老年人的免疫功能上是顯示正面反應的。不過，我很高興的向大家報告，位在瓊梅爾（Jean Mayor）杜夫大學USDA人類營養中心（USDA Human Nutrition Center at Tufts University）的研究人員最近證實，維生素E不僅在試管測試即動物測試中表現良好，也的確可以刺激老年人的免疫功能。

在他們的研究中，八十八位年齡在六十五歲以上的老人每天被給以六十、兩百、或八百國際單位的維生素E，為期四個月。四個月終了，研究人員做了以下的報告：

- 服用維生素E的人，**T淋巴球及B淋巴球明顯增加**，這是個清楚的指標，指出這些人比只服用安慰劑的人更能抵禦疾病。
- 服用維生素E的人在以下的**免疫反應中反應比較敏銳**：延遲性過敏反應（delayed hypersensitivity skin response）、B型肝炎及破傷風疫苗。
- 參與的研究對象也被要求要記錄在這段服用維生素E的期間內發生的所有感染情形（像是傷風感冒、病毒、喉嚨痛）。根據報告，服用維生素E的人在這段期間發生的**自行舉報的感染病例，比沒有服用的人少了百分之三十**。

維生素E是阿茲海默症患者的希望

在所有與老化相關的疾病中，我想大家最害怕的應該是阿茲海默症了，這種無法恢復的失智是因為腦部的主要部分受到緩慢而固定的毀壞造成的，最典型的症狀包括失憶、無法言語及處理資訊。隨著病情的加劇，患者會連自己和別人都認不得，需要二十四小時的全天候照料。

美國人當中約有四百萬人患有阿茲海默症，而專家預測，到了二〇二〇年，患病人數會增加到一千萬人以上。阿茲海默症是一種晚發性疾病，大部分的患者年齡都超過六十五歲。事實上，年齡超過六十五歲的美國人之中，有百分之十被診斷患有阿茲海默症。話雖如此，還是有少數病例發生在年齡只有四、五十歲的人身上。阿茲海默症無藥可醫，不過有一些藥物可以減緩病情惡化的過程。

我們雖然不知道阿茲海默症的病因，不過卻知道此病是因為腦部組織受到很深的傷害所致，特別是神經元的死亡，而神經元正是腦的工作細胞。特別提一下，阿茲海默症的特徵是腦部沉積了一種蛋白質，叫做貝他澱粉狀蛋白塊（beta amyloid）。由於神經膜極度容易受到氧化性傷害，因此自由基被認定即使不是引發阿茲海默症和其他退化性腦疾病發病的開關，也一定和整個病程有所關連。阿茲海默症患者的腦部組織和同齡卻沒患病的人相較，脂肪過氧化反應的程度都比較高，這是受到氧化性傷害的徵兆。很多研究人員都懷疑，自由基對神經元的傷害，可能會抑制神經細胞產生適當程度的神經傳導素及其他化學物質，這些物質原本是用來組織處理能力及協助腦細胞溝通的。人的年事漸高，神經傳導素的生產自然下滑，這是一般腦部老化的因子。不過，對阿茲海默症的患者而言，這種下滑情形可能會加速得很快。

動物測試和試管測試研究都強烈的建議，維生素E在預防阿茲海默症上可能很重要，因為維生素E可以保護腦細胞不受自由基攻擊。我們在自己的實驗室裡做過無數的實驗，證明過維生素E（和另一種脂溶性抗氧化物輔酵素Q_{10}一起）可以降低腦部的脂肪過氧化反應。更令人興奮的是，由阿茲海默症合作研究會（Alzheimer's Disease Cooperative Study）領導的一個多組織性雙盲、安慰劑控制研究顯示，在治療阿茲海默症患者上，維生素E的療效甚至比一般標準的藥物療法要好。

在這個研究中，三百四十一位患有中度早期阿茲海默症的患者被分成四組。第一組每天被施予十毫克的selegiline，這是一種單胺氧化酶抑制劑（monoamine oxidase inhibitor）。第二組每天被施予兩千國際單位的維生素E，第三組每天同時施以單胺氧化酶抑制劑和維生素E，第四組則被施以安慰劑。這個研究的目的在於決定四組藥物療法中，是否有哪一組可以緩和病程，讓病人的病情不至於惡化得太快。兩年之後，研究人員發表了結果，和服用安慰劑的一組相較，病情發展到重度的比例是，只服用維生素E的一組少了百分之五十三，藥物組少了百分之四十三，而混合藥物組則是少了百分之三十一。在所有的治療方法中，以單獨使用維生素E的療效最好。

根據愈來愈多的研究報告顯示，維生素E及其他抗氧化物可以用來對抗所謂的腦部老化，而維生素E也證明在延緩阿茲海默症的發病，或甚至在一開始就保護腦細胞免於氧化性傷害，防止阿茲海默症的發作上，有其功效。

維生素E可以降低運動所帶來的傷害

如果氧被認為是危險的朋友（因為氧氣可以促進自由基的形成），那麼任何可以提高代謝率，也就是讓你燃燒更多氧氣的活動都可以讓你增加危險。運動被廣泛的相信對身體有益，但是，運動也有其潛在的負面效應。

首先，先談運動的優點。幾乎所有的人都會因為經常性的運動而受惠良多，身心都一樣。運動可以改善心血管系統及微血管的狀況，讓你覺得很舒暢，而一般而言，也可以讓大多數人對自己的飲食及生活形式有所了解。無庸置疑，經常性的運動對健康老化的確有助益。

不過，在運動時，氧氣的消耗程度可能是平時的幾倍高。無論任何時候，只要氧氣一燃燒，就會有自由基產生。早於二十五年前，我實驗室的兩位研究人員凱文戴維斯（Kelvin J.A. Davies）和亞歷山大昆塔尼哈（Alexandre Quintanilha），就曾經首次指出自由基會因身體的勞動而產生，而維生素E則可以保護身體免於身體運動所產生的一些傷害。

在幾個實驗裡，我們發現，在腳踏車上劇烈運動後，即使是經過耐力訓練的動物也會產生自由基並出現脂肪過氧化作用，谷胱甘肽降低，這是典型的氧化壓力情況。特別一提的是，動物的維生素E濃度會變低，這是肌肉細胞膜受傷的警訊，也是自由基攻擊的另一種指標。不過，在施予維生素E之後，動物的氧化壓力大為減輕，而事實上也能運動得比較久。

需要擔心運動帶來潛在性傷害的，不是只有實驗室動物。在柏克萊裡，我們和運動科醫師喬治布魯克（George A. Brooks）合作，進行了幾項真人研究，測量劇烈運動的效果，像是踩腳踏車爬坡時抗氧化物濃度的變化。這些研究全都證實了在經過大量的勞動後，血液中的谷胱甘肽濃度會大幅度降低，也會出現脂肪過氧化的跡象，這代表身體正處於氧化壓力之中，脂肪及蛋白質正在受到損壞。經過一段時間的運動後，身體會修復受到損傷的脂肪及蛋白質，其中大約有百分之九十九．九可以恢復到正常。不過，這其中還是有一小部分損害沒能恢復，隨著時間的過去，這些累積的傷害就可能造成問題。這正是為什麼擁有抗氧化物防禦，盡可能減低可能的傷害對經常運動的人來說特別重要。

根據運動的項目，維生素E補充品不僅可以保護身體對抗氧化壓力，實際上還可以增強耐力及表現。在一項針對爬高山山友所做的研究裡，我們發現，經常服用四百國際單位維生素E的人，不僅耐力較佳，脂肪過氧化的情形也較少。不過，當快泳者補充了維生素E之後，對耐力並無幫助。至今我們還無法完全理解，為什麼維生素E可以提升某種運動之運動員的能量，而對其他一些項目的運動員則沒有效用。不過，即使維生素E不是能提升每種項目之運動員表現的「神奇子彈」，但是，它起碼在保護身體對抗自由基傷害上有極大的、長期性的好處。

現今有太多人都靠運動來維持青春及活力，我覺得這些發現並未獲得應該得到的重視。我擔心長此以往，運動的人如果沒能適當提升他們的抗氧化防禦力，就可能受到不必要的傷害。特別值得一提的是那些需要耐力的運動員，他們把不尋常的要求加諸在身體上，所以有更迫切的需要來維持抗氧化優勢。某些教練在運動科學上的訓練頗為貧乏，所以在運動科學、教練與運動員間就需要有更好的結合，以期把體能運動發揮到極致，展現最優秀的表現。此外，長期運動對運動員身體造成的影響也需要多多關心。運動員的飲食應該要多包含豐富的抗氧化物，並補充抗氧化劑，只是他們對這些事可能不夠留心。

家有青少年運動員的父母，也要多了解氧化壓力對孩子所產生的長期影響。要確定孩子從早年就開始攝取維生素E，以避免未來可能發生的問題。

維生素E幫你挽救視力

在八十五歲之前，有三分之二的美國人患有白內障。其實這種情形是不一定會發生的。愈來愈多的證據顯示，維生素E可以幫助預防這種和年齡相關的、最常見的視力問題。白內障是眼睛的水晶體上覆蓋了雲狀或塊狀的東西，這種情形可能導致部分或全部的眼盲。白內障可能會使眼前的東西看起來模模糊糊，因而扭曲視力。如果眼睛水晶體上的塊狀物嚴重到阻礙了視力，可以動手術去除。

在美國，有超過四百萬的男性及女性有白內障的問題，而他們大多超過六十歲。白內障實在太普遍了，普遍到十分之一的美國醫療預算都要花在白內障手術上。在少數一些病例中，白內障是基因引起的問題，但是絕大多數的患者是因為眼睛的水晶體暴露於紫外線或可見的光線中，引起水晶體細胞受傷所致。眼睛的水晶體對感光性脂肪及蛋白質氧化感受度特別高，這正是大多數白內障的主要因子。水晶體含有一種叫做眼晶體蛋白（crystallins）的蛋白質，當它受到傷害時就會變得不規則，以錯誤的方式折射光線，引起白內障的形成。

我之所以對維生素E有效預防白內障抱持樂觀的看法，原因有幾個：

首先，很多動物研究都已經顯示維生素E可以使白內障的形成停滯及消退，保護敏感的水晶體組織不受氧化性傷害。

Chapter 6

維生素 C
——抗氧化物網絡的中心

維生素 C 的抗氧化奇蹟

- 每天補充可以大幅度降低癌症及心臟病的風險。
- 可以防護 DNA 免於自由基的傷害，進而預防癌症。
- 可保護精子免於自由基的傷害。
- 可還原再生維生素 E，與網絡中其他的類黃酮抗氧化物交互作用。
- 促進免疫系統發揮作用、強化免疫系統功能，進而削短感冒及病毒的停留期間，舒緩嚴重程度，甚至提高身體對抗癌症的能力。
- 是製造膠原蛋白的必要物質，而膠原蛋白則是細胞的黏膠，同時保持肌膚年輕水嫩。
- 和維生素 E 一起作用可以防止脂蛋白氧化（脂蛋白一旦氧化會引起心臟病）。
- 可以對抗白內障（白內障是老年人口的頭號視力殺手）。

派克博士的抗氧化處方

- **建議劑量**：每日 60 毫克；抽菸人士：100 毫克。
- **派克計畫**：每日 500 毫克的酯化維生素 C（ester C）。早上 250 毫克，下午 250 毫克。
- **攝取來源**：維生素 C 在植物中含量豐富，很多蔬菜水果中都有。例如：紅椒、花椰菜、蔓越莓、白菜、馬鈴薯、番茄及柑橘類水果等。

我把維生素C稱為抗氧化物網絡的中心，因為維生素C會連結脂溶性抗氧化物與水溶性抗氧化物。在抗氧化物網絡中，維生素C身負的重責就是當脂溶性的維生素E變成自由基時，予以充電還原。雖說硫辛酸也能循環再生維生素E，但維生素C的作用較佳。

維生素C的分子重量及結構和葡萄糖極為相似。葡萄糖是一種在血液裡的單醣，用來當作燃料以產生能量，使身體運作。能量是身體運作的基本需求，所以葡萄糖會立刻被細胞用掉。換句話說，葡萄糖受到細胞喜愛的程度遠在其他想進入細胞之中的分子之上。你可能記得，當網絡抗氧化物消滅自由基後，自己也會因為氧化作用變成脆弱自由基，必須經過還原後才能回到抗氧化物的型態。因為維生素C氧化後的型態和葡萄糖幾乎是完全相同的，所以就可以搭葡萄糖的特快便車，迅速地到達細胞裡面。在細胞裡，氧化的維生素C會被還原回抗氧化物維生素C的型態，然後回到血漿中去保護蛋白質和脂肪。

令人訝異的是，人類是少數幾種無法在體內自行製造維生素C的動物，必須仰賴食物的補充才能獲得足夠的供應。從這個角度來說，我們和印度一種專吃水果的幾內亞豬及一種叫做紅頭翁（red-vented bulbul）的鳴禽類似。這兩種動物的體內都缺乏一種可把葡萄糖轉換為維生素C的必要酵素。相較之下，其他所有的動物，從最常見的家蠅到家裡養的狗，都可以製造量相當大的維生素C。舉例來說，山羊每天會製造一萬三千毫克的維生素C，而一些更大型的動物每天則可以製造出兩萬毫克的維生素C。

人類和動物生活在同一個環境，呼吸相同的空氣，暴露在相同等級的自由基攻擊中，那為什麼人類自己無法製造必要的維生素C呢?這一點一直是很多猜測和爭論的根源。有些科學家的論點是，人類之所以喪失必需的酶，事實上是一個發生在四千五百萬年前的基因錯誤。他們爭論說，早期的靈長類可以不必製造維生素C就存活，是因為牠們的飲食主要是素食，我們的老祖先透過蔬果的攝取，每天獲得很多的維生素C。如果我們素食的老祖先每天靠植物性食物產生的二千五百卡路里維生，那麼他們大概就吃掉了一萬毫克的維生素C。此外，現採現吃的新鮮蔬菜水果中所含的維生素C，質量上都比我們那些遠自千里運來的蔬果來得高。

今天，我們大多數人吃進去的維生素C含量，絕對遠遠落後於我們的老祖先。事實上，百分之二十五的美國人每天所吃的維生素C，少到連每日建議劑量裡所建議的六十毫克都達不到。抽菸更會降低肺部和血液中的維生素C含量。這是抽菸者處在氧化壓力的指標，所以更需要多補充抗氧化物。

需要提高到每日建議劑量的兩百倍，才能彌補不足。

真正把維生素C擺到檯面上的人是已故的利那士保林（Linus Pauling）博士，兩屆諾貝爾獎的得主（第一次是化學獎，第二次是和平獎）。他的著作《維生素C和一般性感冒》（*Vitamin C and the Common Cold*）改變了一般人對於維生素C的想法。這本書的內容大多來自一些傳聞性的報告及他個人的觀察。保林博士指出，每天吃一克的維生素C可能可以預防一般性感冒。此外，他也表示高劑量的維生素C可以讓你更敏銳、更有活力。如果你已經染上了感冒，保林博士則建議你每天吃幾克的維生素C，直到感冒痊癒。

《維生素C和一般性感冒》一書會令大眾如此興奮，理由有幾個：首先，也是最大的原因，感冒是由病菌引起的。即使使用像盤林西尼這類的抗生素及其新一代的產品，也無法控制諸種細菌感染，我們仍然不知道要如何對抗病毒感染。如果簡單的維生素就可以治癒感冒，大家就會希望維生素也能治療麻煩的病毒，像是流行性感冒病毒。其次，西方傳統的醫療常忽略了一些很重要的因子，像是營養及生活型態，甚至完全忽略了現在我們稱之為預防醫學的層面，所以大眾愈來愈覺醒，不會一心只沉迷於西方的治療方式。不管對錯（正如我常言，保林博士的結論是正確的，但是原因不對），社會大眾已經做好心理準備，接受保林博士的訊息。

保林博士和他的追隨者創造了一個新的領域——分子矯正醫學（orthomolecular

medicine）。這派的基礎理論就是，營養和維生素保健品不該只是被用來作為因攝取不足，而發生疾病的預防工具，而是應該被施以正確而足夠的劑量，讓身體達到最佳的健康狀態，或甚至產生治療疾病的效果。這個領域的命名取自希臘字orrthos，意思是正確。

保林博士的理論引起醫學界很強烈的反彈，他們爭論說（並無太多證據），高劑量的維生素C是很危險的，有可能會引起一連串嚴重的健康問題，包括腎結石、維生素B不足、甚至是「反饋性壞血病」（rebound scurvy），這種病會發生在一向服用高劑量維生素C但卻突然停服的人身上。然而，這些持反對意見的人後來被證明是錯誤的。他們的警告並無法停止數百萬的人服食高劑量的維生素C，而實際產生的負面效果卻不多見。維生素C是水溶性維生素，所以被過度吸收的多餘部分就會隨尿液排掉，沒機會在體內造成毒素的沉積。維生素C過量唯一的副作用就是腹部絞痛及腹瀉，雖然不舒服，但不會對健康造成特別的危險。有極少數的病例報導，鐵質或葉酸代謝不足的人，對高劑量維生素C會產生反作用。但是，這種例子少之又少。就我看來，真正的問題應該不是高劑量會不會有害處，而是高劑量到底有沒有好處？

這問題的答案得看你到底吃進去多少。首先，我想要明白的聲明，我相信每日建議劑量所建議的劑量實在太低了，根本無法提供適當的抗氧化保護作用。下面是一些必須予以正視的理由：

我的同事布魯斯艾密士及比利傅雷格（Billy Fraga）進行了一個研究。他們的研究顯示每日維生素C的劑量若低於兩百毫克，就根本不足以保護精子中的DNA免於氧化作用的傷害。人類精子中維生素C的濃度是血液中濃度的八倍，這正是維生素C在保存基因完整性上扮演重要角色的清楚指標。雖說，**每日建議劑量所建議的六十毫克已經足以預防壞血病，但是要用這劑量來防範有缺陷的基因遺傳到後代仍嫌不足。**

加州大學的詹姆士因斯沖姆（James E. Enstrom）以一萬二千人為對象進行研究已經超過十年的時間了。在他的研究裡，研究對象被要求填寫一份飲食問答卷以衡量維生素C的情況。他將研究對象分為三組：每天吃下〇至五十毫克維生素C的一組，每天從食物中吃掉超過五十毫克維生素C的為一組，以及固定服用五十毫克以上維生素C補充品的一組。在對這三組對象追蹤十年以後，因斯沖姆博士發現三組中最少生病、也最健康的，是每日吃掉多於五十毫克維生素C的一組。更值得大書特書的是，**每天補充維生素C，尤其是劑量比每日建議劑量高很多的人，其因為心臟病及癌症死亡的風險要低很多，他們連一般的死亡率都比較低。**

我的同事葛雷迪布拉克（Gladys Block）被認為是全世界最頂尖的維生素C專家之一。他檢閱了數百份的研究，仔細檢查維生素C及含豐富維生素C的食物在預防癌症上扮演的角色。絕大多數的研究中都可以發現，**多吃含豐富維生素C的蔬菜水果和低癌症罹患率有直接的關係，對食道癌、口腔癌、胃癌及胰臟癌而言，這種聯繫尤其強烈。**

維生素C與癌症之間的關連

維生素C可以提供保護，對抗口腔癌及消化道癌症（其他癌症也是）是有道理的。維生素C可以對抗亞硝安（nitrosamines），這是在食物中發現、能夠致癌的物質，可能也是引起口腔癌、胃癌及結腸癌的原因。

最近幾年，維生素C被捧成可以治療癌症的可能療法，這些說法多來自保林博士的《癌症與維生素C》（*Cancer and Vitamin C*）一書。書中的訊息來自於一位蘇格蘭醫師——伊萬卡麥隆（Ewan Cameron）的經驗，以及保林博士自己。保林博士以非常高劑量的維生素C來治療癌症晚期的患者，治療時通常還配合其他的療法。就大多數的病例來說，當病人拖到這麼晚期的地步時，醫師能做的已經很有限了。但是，從記錄上可以看出，卡麥隆醫師及保林醫師從來不曾建議病人拒絕傳統的治療。其中有幾個例子，病人在被施予維生素C療法時，覺得身體的狀況比預期好許多。和書本身一樣有趣的是，這本書根據的資料大多是聽聞的事實描述，而非利用科學方法產生臨床證據。我們雖然知道抗氧化物可以提供保護，對抗很多不同種類的癌症，但直至今日為止，並沒有確實的證據可以證明患病之後維生素C對病情確實有所助益。或許，有一天，我們可以證明這一點，但是在那天到來之前，我絕不會建議任何人去反對現在使用的正統療法，即使抗氧化物療法已經存在。

保林博士一九九四年以九十三歲的高齡去世。除了引爆爭議之外，保林博士在改變一般大眾對於保健的觀念，甚至在醫療本身的執行上，影響都十分深遠，讓營養保健獲得較多的重視。今天，當醫師自視為「綜合療法」（integrative）或是整體療法（holistic）的醫師，或者當他們在其他正規療法中綜合營養及保健品時，就是保林醫師遺惠的見證者。

我當然是維生素C的擁戴者，對保林博士也一直予以最高的尊敬。不過，這並不表示，我就一定支持服用極高的劑量。在保林博士發表先進的主張當時，我們並不知道有抗氧化網絡的存在，也不知道抗氧化物在一起作用時效果最好。現在我們明白，當時保林博士認為是維生素C的益處，事實上是維生素C促進維生素E產生的效果。有了這層新認知，我相信，應該可以藉由取得網絡抗氧化物間的均衡，讓身體以自然方式運作來達成分子矯正醫療的目標。

一九九三年當保林博士到加州大學柏克萊分校作畢業典禮致詞時，我有幸與他一談。當時保林博士已經九十多歲了，不過還是精神奕奕、反應敏捷，是他同代中仍然最具創意的思想家。在畢業典禮之前，當我們還頭戴方帽、身穿長袍時，我向保林博士描述了抗氧化物網絡、我實驗室裡最近進行的一些研究，以及這些抗氧化物間互相擁有的協力作用情形。博士對這個觀念很感興趣，但是他沒有被說服。對保林博士來說，故事的開始和結束，都是維生素C。

我一心以為，如果保林博士能更長壽一點，活到這本書問世，或許我可以改變他的想法。

事實上，談到維生素C，或許多少只是生體可用率（bioavailability）及吸收的問題而已。大家常常會忘記的是，光只是吞一顆維生素藥丸到肚子裡並不能保證營養素一定會被吸收，然後送到適當的細胞及組織裡去。要看特定的維生素被投予一定的劑量後，到底多少被身體利用，其中一種方法就是檢測尿液中有多少維生素被以原來的型態排出。根據一項專門測試生體可用率的研究指出，如果你吃了一百八十毫克的維生素C，大約有一半會以原來的型態不變地從尿液中排出。不過，如果你吃了二千毫克的維生素C，被一成不變排出的比例會高達百分之九十。換句話說，當你吃了太多，身體達到飽和點後就不會再接收更多養分了。吃極高劑量的維生素C雖然不會對身體有所損傷，不過，你只是在浪費時間和金錢罷了。這正是我為何相信較低劑量可能還更有效的原因，也因此建議大家只要一天吃兩次、每次服用二百五十毫克的維生素C維持穩定濃度即可。這樣做，可以讓身體有機會吸收最多的維生素C。

健康情況不佳或是處在過高氧化壓力下的人，可能需要服用較高劑量的維生素來說，杜克大學醫學中心（Duke University Medical Center）的研究人員檢視了維生素C對皮膚細胞膠原蛋白合成產生的效果，研究的對象是新生兒（三至八天的嬰兒）及老年人（七十八歲至九十三歲的銀髮族）。研究人員發現，不管是哪一種對象，維生素C都可以促使細胞成長速度加快，讓細胞變厚。他們發現，維生素C真的可以促使膠原蛋白合成。這些研究被當作是理論基礎，讓化妝品業者發表一系列以維生素C為基底的皮膚保養品，而且相當受到歡迎。

我並非不同意維生素C可以幫助皮膚維持年輕健康，不過，我更相信，維生素C如果結合了維生素E及碧蘿芷（一種類黃酮抗氧化物增進劑），效果會更好。

維生素C是對抗感冒的戰士

雖然說維生素C在化妝品專櫃裡聲名大噪，但它最主要的名聲還是對抗疾病的抗氧化物。我相信，在保林博士大力提倡維生素C是治療一般性感冒的良方後，很多人開始會把維生素C認為是掃蕩病毒的神奇靈藥。在感冒一開始出現症狀時，大家就會開始吃高劑量的維生素C，然後相信感冒會消失。但是，在大多數的例子裡，情形並非如此。一些研究都確定維生素C無法預防或治療感冒，但是可以縮短感冒的期間，並減輕病情。因此，如果你吃了維生素C，就可以比較快擺脫感冒症狀。

維生素C在感冒症狀上的紓解效果雖然已被研究得透徹，但是我們卻還不清楚為什麼它可以加速感冒的復原，又或者，也使其他的感染問題快速復原。曾經有人表示，維生素C或許和抗生素類似，有抗病毒、抗菌的特性。我想，就我們現在對於維生素C的認識而言，這樣的說法太單純化了些。

我相信維生素C不像那些可以殺死特定微生物的藥物，而它對抗感染的主要能力，或許就來自於具有抗氧化物網絡的角色，尤其是免疫系統方面的功能。當維生素C進入體內後，會一個個被免疫細胞捕捉。事實上，免疫細胞內的維生素C濃度比血液中的濃度要高上二十倍到一百倍。我在前面曾經提過，免疫細胞會製造很多自由基，用來攻擊病毒、真菌、細菌，及不受歡迎的入侵者。不過，過度製造自由基會使免疫細胞毀滅，實際上，會造成免疫系統的衰弱。維生素C群會聚集在這些細胞之中，強烈地宣告它正在保護細胞，對抗自由基的攻擊。

維生素C透過維生素E作用

在抗氧化物網絡中，維生素C可以還原維生素E，已經被證明可以促進增強免疫力。在敘述維生素E的章節中，我已經利用了不少篇幅來解釋維生素E在刺激免疫功能方面的角色。藉著還原維生素E的能力，維生素C可以間接地幫助提振免疫系統功能，也提升與感染戰鬥的激力。

心臟病的比例，比服用低於四十九毫克的男性要低百分之四十五。看來這個研究顯示的結果相當明顯，只服用最低建議劑量的維生素C似乎無法提供足夠的武器，讓身體好好保護自己來對抗自由基。

如果你需要更多證據來證明維生素C是一種對心臟健康有益的維生素，那麼就讓我來介紹一個非常有趣的研究吧！這個研究是由馬里蘭大學醫學院（University of Maryland School of Medicine）所進行的，一九九七年在美國醫學協會期刊上發表後還引起一陣騷動。研究的目的在於評估一頓高脂的餐食對動脈壁，也就是內皮細胞（endothelium）的短期影響。

內皮功能不健全會打亂正常的血流，這是心臟病的前兆。在研究中，二十個健康的志願者分別被給予了一餐高脂的餐食（含五十克的脂肪）、低脂的餐食（零克的脂肪），以及預先給食一千毫克維生素C及八百國際單位的維生素E，而後再加給高脂的餐食。用餐後，研究人員用超音波儀器測量了經過動脈的血流。他們發現，食用高脂餐食但無補充品的人在用餐後最多四個小時內，血流有負面的影響，但是這種負面影響並未發生在食用低脂及高脂但加維生素補充品的人身上。

不過，順便一提，這並不意味著，只要你每次在食用高脂的食物之前先吞下維生素藥丸，就可以領一張同意書，隨意地為所欲為、大吃特吃。這個研究顯示的維生素效果是針對一頓高脂餐，長期是否有相同的效果就不得而知了。我想，如果你能雙管齊下，一方面注意脂肪的攝取，一方面服用抗氧化網路補充品，應該是對抗心臟病一石二鳥的方式。

糖尿病患需要更多維生素C

有種情況將大大增加罹患心臟病的危險，那就是糖尿病。葡萄糖和抗壞血酸是通過同種管道被細胞吸收的，所以這其中蘊含與糖尿病相關的深意。這種情況下，維生素C會與葡萄糖相互競爭，以取得進入細胞的機會，而贏得勝利是葡萄糖。這當然會使細胞缺乏維生素C，讓細胞更容易受到氧化壓力的傷害，最壞的情況還會引起心臟病。服用維生素C和其他抗氧化物補充品，多吃含有豐富抗氧化物的食物，多注意飲食才能對症下藥。

維生素C能降低罹患白內障的機會

如果當初保林博士把他的書叫做《維生素C與一般性白內障》，那麼引起的爭議可能會比較小。愈來愈多證據支持維生素C可以降低白內障形成的風險，即使是最抱持懷疑態度的臨床醫師，現在也讓步承認抗氧化物在保護視力上，的確有其地位。

十多年來，杜夫大學USDA人類營養研究中心一直在研究，抗氧化物是否真能減少白內障形成的危險。USDA研究人員的研究對象來自護理健康研究所的人員，這些人員從年齡五十六歲至七十一歲之間。有些人，從一九八〇年代早期開始就開始吃維生素C補充品了，其他的人則沒有。研究人員對一百六十五位有服食維生素補充品，及一百三十六位沒有服用維生素補充品的對象進行了視力檢驗。這些婦女雖然沒有人患有白內障，不過有一百八十八位已經顯示出患病的早期癥兆了。研究人員發現沒有吃維生素C的人比有吃的人容易形成白內障。事實上，百分之六十有白內障前期徵兆的人士是沒有吃維生素C補充品的人。和沒有吃維生素C的婦女相比，服用維生素C達十年以上的婦女，只有百分之二十三有發展成白內障的趨勢。請別忘了，那些沒服用維生素C補充物的婦女每天從食物中攝取的維生素C大約只有一百三十毫克，這是每日建議劑量的兩倍了，不過，顯然還不夠高。

我相信，只要每天單純的吃些維生素C補充品，就可以在保護及應付心臟病、加強免疫系統功能、預防白內障、甚至延緩皮膚的老化上造成天壤之別。即使維生素C不能真的治療一般性感冒，現在已經有很多充分的好理由，讓你來吃維生素C了。

Chapter 7

輔酵素 Q_{10}
——維護心臟健康的抗氧化物

輔酵素Q_{10}的抗氧化奇蹟

- 脂溶性的輔酵素Q_{10}可以在抗氧化網絡中還原維生素E。
- 數十年來，一直為日本及一些先進的美國醫師用來治療及預防心臟病，而且相當成功。
- 可以使腦細胞恢復活力，還可以預防阿茲海默症及帕金森氏症。
- 現在正在進行輔酵素Q_{10}的乳癌研究，看輔酵素Q_{10}是否可當作晚期乳癌的治療藥物。
- 被用來治療牙齦疾病。

派克博士的抗氧化處方

- **派克計畫**：每天 30 毫克，當成基本計畫的一部分。對於心臟病及中風的高危險群，建議另行增加 50 毫克。
- **攝取來源**：體內自行合成，但海鮮及內臟中亦含有。

我之所以寫這本書，主要原因有二：一是想改變大眾對抗氧化物的觀念，並向大家展示這些強力而純天然的物質除了控制自由基這個功能外，還有更多功效。輔酵素Q_{10}正是一個被先進研究人員及醫師拿來測試，並獲得豐碩成果的抗氧化物範例。這種出色的抗氧化物終於開始獲得它應受到的青睞。它雖然還不像維生素C和E一樣為人所熟知，但是我敢預言，不久之後，它就會成為生活保健的一部分了。

在透露更多與這個令人興奮的抗氧化物有關的事情之前，我想先澄清幾項事實。輔酵素Q_{10}是一種輔酶，也就是輔酵素。酵素是一種在活體細胞裡發現的蛋白質，會產生化學變化；輔酵素會和一種酵素一起作用，產生特定的反應。

在自然中，輔酵素Q有幾種分子形式，這些形式是因為碳原子的數量不同而產生。輔酵素的基層是醌基（quinone；或稱為對苯二酮），一種和維生素E極為相似的分子，而在其上則附著一串長尾巴，由五組碳原子組成。輔酵素Q_{10}有十組碳原子，也就是五十個碳。輔酵素Q9則有九組碳原子，四十五個碳。輔酵素Q8則有八組碳原子，四十個碳原子，依此類推。值得一提的是，生命短暫的物種（細菌、昆蟲、鼠類等）有的是較短型態的輔酵素Q，只有長壽命的物種，例如人類及其他大型動物有輔酵素Q_{10}。

輔酵素Q_{10}與克雷布斯循環（Krebs cycle）有關，這是身體製造ATP或是燃料的機制。事實上，輔酵素Q_{10}被稱作分子的「火星塞」，是因為它的作用宛如車子的火星塞，要發動車子的引擎就少不了它，輔酵素Q_{10}是人體製造能量、讓身體運作時不可或缺的。

簡單一句話，沒有足夠的輔酵素Q_{10}，你就是在空殼子裡運轉。

輔酵素Q_{10}存在於所有的細胞膜裡。它在細胞裡存量非常豐富，從名字ubiquinone就可以得知，這個名字從ubiquitous這個字而來，意思是「到處都是」。輔酵素Q_{10}含量最高的地方是粒線體，事實上，也就是每個細胞製造能源的裝置所在；而心臟、腦部、腎臟及肝臟這些身體最辛苦的組織粒線體裡，含量又特別高。

在粒線體裡，輔酵素Q_{10}的功能有二。首先，如我之前所提及，它是製造ATP必須的東西。其次，輔酵素Q_{10}是一種脂溶性抗氧化物。在細胞製造能量的同時，他們也產生自由基。所以在這個範圍內，輔酵素Q_{10}就負有雙重任務，不僅要啟動細胞中能量的製造，也要能幫助自由基消滅惹麻煩的自由基。

但是，輔酵素Q_{10}另一個更為重要的功能則是還原維生素E，也就是體內最強力的脂溶性維生素。派克實驗室的樊立瑞恩凱根（Valerian Kagen）、愛麗娜賽賓諾瓦（Elena Serbinova），及約翰麥格瑞（John Maguire）精確地顯示這整個過程，也強調出這個曾經一度被漠視的抗氧化物真正的重要性。輔酵素Q_{10}和維生素E都是抗氧化防禦網絡的一部分，一起搭著脂蛋白列車在血管中遊走，保護脂肪免受自由基的攻擊。

在試管研究中，我們發現輔酵素Q_{10}可以還原維生素E。而同樣的結果也發生在人體皮膚的測試中。這意謂著，輔酵素Q_{10}可以和維生素E一樣保護皮膚免受紫外線的傷

福克斯博士是第一位提出以下說法的人：

輔酵素Q_{10}因為年齡而下降的現象，是影響許多老化相關疾病的重要因子，這些疾病主要包括心臟病、癌症及阿茲海默症。

他的理論是，能量對身體種種功能的重要性，遍及所有系統，所以任何系統如果沒有獲得適當的燃料，就不可能健全而有效地運作。輔酵素Q_{10}既然與ATP的製造有關，那麼這種抗氧化物的減量會干擾到身體能量的製造系統，自然也就有道理了。這種燃料短缺的效應，每個系統都感受得到，從心血管到免疫系統到生殖系統，全部都受到影響。

福克斯博士的研究為許多研究樹立了基礎，而後來的這些研究則顯示輔酵素Q_{10}有潛力可以用來治療心絞痛、充血性心臟衰竭及原發性心肌症（cardiomyo pathy）。福克斯博士本身也參與了兩個極出色的研究，研究指出輔酵素Q_{10}用於晚期乳癌的治療上，也能獲得某些成效。

直到今日為止，輔酵素Q_{10}的成功主要在於心臟疾病領域。一些敏銳的醫師已經開始使用輔酵素Q_{10}來作為治療心臟疾病時的輔助。下面，我將介紹幾個重要的研究，這些研究都記錄以輔酵素Q_{10}治療心臟病人的好處。

心臟是身體工作最辛苦的幾個器官之一，這個工作實在太重要了——心臟收縮，把血液壓送到其他重要的組織及器官裡去。心臟跳動，或是收縮的次數是一分鐘六十次，一天大約是十萬次，正常人一輩子大約是二十五億次。心跳是由一連串雄偉而和諧的電擊序列所指揮，而這指揮始自心臟本身。不管你是清醒還是處在睡眠狀態，心臟都在跳動。當你的身體或心理承受壓力時，你對心臟的要求還甚至更高。心臟細胞辛苦到連你把它從體內移出到培養環境裡，它還在繼續跳動。和其他的肌肉不同，心臟在被延續生命的期間，從不休息。

心肌包括了兩百萬個心肌細胞，這些細胞負責製造這個活躍的器官運轉所需的能量。心臟事實上是一個活動的溫床，時時刻刻都要有穩定的燃料供應。

當燃料的供應一旦出現問題，心臟的跳動就會變得遲緩。首號心臟病是冠狀動脈性心臟病，也就是運送血液到心臟的血管之一受到阻塞。由於血流受到阻塞，所以送達心臟的營養就被剝奪，無法製造足夠的能量來讓心臟繼續跳動。

心臟病患者的輔酵素Q_{10}通常低得危險，這表示他們缺乏所需的「火星塞」來讓心臟正常運作。事實上，檢查各種心臟病患者的心臟組織切片都發現，所有心臟病的病人，輔酵素Q_{10}不足的比例都在百分之五十至七十五之間。

既然有心臟病的人都有輔酵素Q_{10}不足的問題，那麼就理論上而言，「補充輔酵素Q_{10}應該可以獲得正面療效」似乎是合理的推論。在美國境內及境外一些執行嚴謹的研究也顯示，輔酵素Q_{10}對很多病人的確有這種效果。這類的研究大多是在德州大學生物醫學研究學會（Institute for Biomedical Research）的卡爾福克斯以及德州泰勒市（Tyler）蘭斯瓊恩診所（Langsjoen Clinic）的心臟專家彼得蘭斯瓊恩（Peter Langsjoen）的主持或支援下進行的。

蘭斯瓊恩診所曾主導過一個長達八年（一九八五年至一九九三年）的研究，對象是四百二十四位患有心血管疾病的病患。患者在一般正常的藥物療法外，還增加了輔酵素Q_{10}。病人所患的心臟病形形色色，從心肌症（心臟組織受損）、高血壓到心臟瓣膜問題都有；而輔酵素Q_{10}的劑量每天不同，從七十五至六百毫克都有。病人這種療程進行了大約有十八個月之久。研究終了，研究人員根據紐約心臟協會（New York Heart Association）的病情分級制，評估了病人病情的進展。紐約心臟協會的病情分級制被世界大多地方公認是病情分級的黃金標準。

紐約心臟協會將心臟病的嚴重程度分為四級：第一級病情最輕，第四級最嚴重。根據蘭斯瓊恩診所的報告，四百二十四位病人中，病情改善一級的超過一半，超過兩級有百分之二十八，而超過三級的則有百分之一．二。其中非常值得一提的是，在這個研究進行的期間，幾乎一半以上的患者停服了一到三種藥物，這是病情改善的好現象。和其他心臟病藥物不同的是，服用輔酵素 Q_{10} 不會出現服用其他藥物可能產生的許多不適的副作用。而說得更明白些，把輔酵素 Q_{10} 納入心臟病治療藥物裡不僅優點很多，而且沒有明顯的副作用。

這不是唯一有正面效應的研究報告。由蘭斯瓊恩醫師與福克斯博士主導的另一個研究針對有心肌症的患者分別施以輔酵素 Q_{10} 加其他藥物；單獨只有輔酵素 Q_{10}；及只用其他藥物、不加輔酵素 Q_{10}。心肌症這種病症嚴重起來可能引起心臟衰竭。最讓人驚訝的是，病人只要服用輔酵素 Q_{10}，不管是否輔以其他藥物，都比沒有服用輔酵素 Q_{10} 的病人平均要多活三年。

日本的研究人員也發現輔酵素 Q_{10} 是心臟病患者的福音，輔酵素 Q_{10} 通常可以加速病人復原的速度。在靜岡縣濱松醫科大學（Hamamatsu University School of Medicine）主導的一個研究裡，患有慢性不穩定性心絞痛（胸痛）的十位男性及兩位女性參與了這項分為三期，共為期十二週的研究。第一期，病人被給予安慰劑。第二期，一半的病人被給予安慰劑，而剩下的病人則每天三次服用五十毫克的輔酵素 Q_{10}。在第三期進行時，服用安慰劑的一組也被給予輔酵素 Q_{10}。而在每一期，每一個病人都被要求進行運動腳踏車測試。和服用安慰劑的病人相較，服用輔酵素 Q_{10} 的病人心絞痛的頻率減少了百分之五十三、在運動腳踏車上的時間可以比較久、止痛的硝化甘油需求量也較少。這個研究的規模雖然很小，但結果卻很肯定，所以自然是個好指標，有明確的理由可以進行更多的研究。

在義大利，輔酵素Q_{10}一般都會被用來與其他心臟病藥物併用來治療充血性心臟衰竭，而根據研究人員的報告，效果不錯。充血性心臟衰竭是心臟無法有效的收縮，所以血液無法適當地運送到全身各處。這種疾病的徵狀是極度的疲倦、四肢腫脹、也會有心悸、暈眩及其他不適的症狀產生。充血性心臟衰竭情況如果嚴重，病人光從椅子上起身也要耗費極大的力氣。義大利的一個研究讓兩千六百六十四個充血性心臟衰竭的病人在服用一般藥物之外，還服用輔酵素Q_{10}。百分之五十四的病人表示至少有三個以上的症狀獲得改善。此外，除了臨床病情獲得改善之外，浮腫、水腫、低血壓及其他主觀的徵狀也變得比較少。舉例來說，有百分之七十五的病人表示心悸及出汗的情況有所減少，百分之七十三的人覺得比較不累，百分之六十三的人則表示晚上睡得比較好。服用輔酵素Q_{10}的病人覺得自己的情況有變好。所以研究人員的結論認為，服用輔酵素Q_{10}的病人生活品質獲得改善。

有一組心臟病患者絕對應該服用輔酵素Q_{10}，他們就是服用史嗒汀類（satatin）藥物（像是Lovastatin）來降低膽固醇的人。這類藥物會抑制身體合成輔酵素Q_{10}，因而危及他們的性命。服用這類藥物的心臟病患者應該和心臟科醫師討論服用輔酵素Q_{10}。

我並不是說輔酵素Q_{10}是治療心臟病的萬用藥。不過，證據顯示，輔酵素Q_{10}若與其他傳統的治療方式合併使用，可以加速心臟病病人復原的速度，也可以讓他們的生活不那麼難耐。當然了，我衷心的希望則是教導大家如何維持抗氧化優勢，進而從一開始就防止很多心臟病的發生。

輔酵素 Q_{10} 可能是癌症的輔助藥方

一九七一年，尼克森總統發表聲明對癌症宣戰！他表示一個可以把小兒麻痺症根除、並把人送上月球的國家應該可以打敗這個死亡疾病。在耗費了三十多年的時間、數百億的財力之後，我們現在明白，癌症比當初相信的要棘手太多。有一點確定的是，癌症不是一種疾病，而是很多不同疾病的總稱，共同的特色是細胞不正常的生長。癌症的過程起自於不定細胞的變異——也就是細胞發生變化，開始發狂的繁殖。這些壞細胞會成長，並進攻周遭的細胞群組，掠奪它們的養分。當癌細胞擴散開以後就會進攻各個器官系統，讓身體無法正常作用。

幾十年的研究下來，癌症還是沒能找到靈藥。事實上，癌症還以許多各種不同的形式陸續增加中。今天，在北美洲的人口裡，每三人中就有一人會在一生的某個時間點發生癌症，西元二千年之後，這個數字還會持續攀爬。雖然我們在發展新的治療方式上面踏出了大步，但是至今，最基本的問題仍然無法獲得答案：癌症是怎麼引起的？

關於癌症的理論很多，大多與自由基傷害細胞內部的基因質有關，但是具體的答案卻很少。如果說原因與基因和環境有關，倒有不錯的證據可以輔證。舉例來說，對女性來說，特定基因已被認定會提高乳癌的罹患率，而另一種基因也被指為有增加男性攝護腺癌的罹患機率。話雖如此，但令人混淆而挫敗的是，很多得到癌症的人並沒有這種基因，也不是每一個擁有這些癌症基因的人都一定會發病變成癌症患者。

事實上，根據美國國家癌症研究所（National Cancer Institute）的估計，癌症病例中，由環境因子，像是吸菸、飲食、飲酒過度、缺乏運動等所引起的至少就超過一半。過去十年以來，肺癌罹患率節節高升，成為美國女性的頭號癌症殺手絕非偶然。二次世界大戰之後，女性開始抽菸的人口達到空前的數字。每一口菸裡都含有數千個有毒的自由基，長年累月下來就會摧毀細緻的肺部組織。我們現在才開始看到抽菸對女性死亡率的完整影響，但現在，有更多、更年輕的女性族群開始抽菸，我怕這會成為二十一世紀惱人至深的大麻煩。

我相信，抗氧化物在預防癌症上會被證明是有效的，拿抗氧化物來搭配其他療法一起治療癌症甚至都可能會有效果。我們對抗氧化物的了解愈深，愈發現它在健康上所扮演的角色愈重要。現在我們知道，抗氧化物不僅可以讓自由基獲得控制，更重要的是，它還可以啟動或控制細胞成長的基因。可能不必等待太久，我們就能強化抗氧化物作為化學療法藥物的能力，讓抗氧化物可以關閉引發癌細胞成長的基因。當然了，如果你能適當維持體內的抗氧化物濃度，從一開始就可以保護自己，根本不會讓癌症有發展的機會。

當我討論到抗氧化物在預防癌症上扮演的角色時，我並不想建議只要單純地塞一顆藥丸就了事。為數眾多的證據都顯示，食用含有豐富新鮮蔬果的飲食就可以提供身體有力的保護來對付癌症。當然了，蔬菜水果是抗氧化物及纖維的主要來源，也是植物生化素的來源，只不過，很多資訊可能還尚待發現。我的忠告是，即使你每天都吃補充品，最好還是多留心飲食，吃健康的食物。

在所有不同的癌症種類中，女性最怕得到乳癌。美國每年有二十萬個女性被診斷患有乳癌，而每年死於乳癌的人數則高達四萬六千人，高居女性癌症死亡率的第二名。乳癌如果早期發現診治，預後的情況極佳。不過如果晚期才發現診治，治療起來就困難很多，而結果也較難預測。

我也得知丹麥有兩個研究使用輔酵素 Q_{10} 來治療晚期乳癌病例，為有這類問題的女性燃起一絲希望。

一九九一年，卡爾福克斯（Karl Folkers）指出，癌症患者血液中的輔酵素 Q_{10} 濃度比對照組來得低，而其他的研究則顯示輔酵素 Q_{10} 會提升T淋巴球的效率，這種身體用來對抗疾病的免疫細胞可以拔除癌症細胞。福克斯博士認為由於癌症患者可能無法自行有效的製造輔酵素 Q_{10}，所以懷疑他們身體由癌症復原的能力可能已經受到重創。

輔酵素Q_{10}恢復腦部活力

一九九七年，我因為彼得蘭斯瓊恩在輔酵素Q_{10}上傑出的成就，而接受美國〈國家廣播公司晚間新聞〉的訪問。在接受訪問時我表示，如果輔酵素Q_{10}在提高粒線體製造能量的能力方面對心臟有所助益，我預測，輔酵素Q_{10}用在治療其他與能量製造不足有關的疾病上，應該會很重要。這些疾病有阿茲海默症、漢廷敦氏症（Huntington's disease）及帕金森氏症等。

簡單來說，腦細胞正常的製造能量對維持腦功能的正常非常重要。而輔酵素Q10既然是粒線體產生能量時能力的控制機制，應該可以幫助減緩，或甚至復原一些常見的、因為年齡而產生的腦部病變。

最近，我得知一項研究應證了我的預言。在富林特畢爾（Flint Beal）博士的指導下，麻省總醫院（Massachusetts General Hospital）的研究人員給實驗室鼠一種叫做丙二酸酯（malonate）的毒素，這種毒素會藉由摧毀粒線體來殺死腦細胞。此外，這些老鼠也經過特別的培育，它們患有肌萎縮性側索硬化症（amyotrophic lateral sclerosis），也被稱作路蓋里格氏病（Lou Gehrig's disease），這是一種退化性神經疾病，特徵是腦部的抗氧化物濃度低得不正常，會促進自由基的形成。就此情況看來，畢爾博士發展出一種可以加速腦部老化的模型，特色是抗氧化物過少，而自由基過多，粒線體成長遲緩。

當實驗老鼠的腦部被施打一劑含有丙二酸酯毒素的注射液時，患有肌萎縮性側索硬化症的老鼠腦部應該會造成很大的損害，腦組織迅速被摧毀，使老鼠很快死亡。不過，當畢爾博士在丙二酸酯毒素注射液中加入輔酵素 Q_{10} 時，老鼠實際顯示出的腦部受損情況就沒那麼嚴重，這些老鼠平均多活了八天。

這證明輔酵素 Q_{10} 即使在最嚴厲的氧化壓力環境下，也可保護腦細胞。對我來說，這表示輔酵素 Q_{10} 應該也可保護與老化及粒線體功能遲緩有關的腦部疾病。

輔酵素 Q_{10} 能鞏固牙齦的健康

我敢打包票，大多數的人一定不會把健康的牙齒與牙齦與維持抗氧化優勢扯上邊，不過，現在我要告訴你的，可會大大改變你的想法。

就稱作是美國的矛盾吧！拜加氟水及口腔衛生改善之賜，美國人患有蛀牙的情形已經在減少當中。不過，牙齦疾病如果嚴重，有可能導致掉牙，而牙齦疾病在美國卻還很普遍。根據一九八五年到一九八六年美國成人牙科健康研究顯示，大約有將近一半的美國成年人牙齦有出血的情形，這是發炎的現象，而百分之二十四的成人及百分之六十八的老年人口腔中有明顯的牙齒附加物（像是假牙或牙套），這種情形經常會使牙齒掉落。

Chapter 8

谷胱甘肽
——大自然的抗氧化大師

谷胱甘肽的抗氧化奇蹟

- 谷胱甘肽濃度過低，是疾病及提前死亡的前兆。
- 谷胱甘肽可由人體產生，是人體體內最主要的水溶性抗氧化物。在抗氧化物網絡中，負責還原維生素C的被氧化型態，恢復其抗氧化物的功能。
- 可排除藥物及汙染物毒性，幫助維持肝功能的健康。
- 提升谷胱甘肽濃度可以恢復因老化而衰退的免疫功能。
- 谷胱甘肽和氨基酸的儲存及運送有關，而氨基酸是建造蛋白質的磚塊。

派克博士的抗氧化處方

- **建議劑量**：無。
- **派克計畫**：提高谷胱甘肽濃度的最佳辦法，是每日服用 100 毫克的硫辛酸。
- **攝取來源**：谷胱甘肽在蔬菜、水果及新鮮烹煮的肉類中含量豐富，但是在消化時會被分解。

每一種網絡抗氧化物雖然都很重要，但是你必須特別注意維持高濃度的谷胱甘肽，因為你的性命可能得仰仗它！

谷胱甘肽以兩種型態存在於人體內，一是「衰減型態」，也就是一種有力的抗氧化物；二是「被氧化型態」，也就是被其他抗氧化物防禦網絡「用過」的型態。在健康的人體裡，百分之九十以上的谷胱甘肽都是以抗氧化物的型態存在的。在生病或有壓力的情況下，谷胱甘肽的濃度會降低，這是氧化壓力的現象。

事實上，谷胱甘肽濃度過低是發生疾病及任何年齡之死亡的前兆。愛滋病病人中，谷胱甘肽濃度最低的就是死亡機率最高的。

為什麼谷胱甘肽這樣重要？因為谷胱甘肽是細胞最主要的抗氧化物。谷胱甘肽存在於細胞液中（細胞的水性部分），細胞中谷胱甘肽分子的數量是維生素E這種細胞中最主要之脂溶性抗氧化物的好幾百萬倍。肝臟的谷胱甘肽數量尤其高得嚇人，因為肝臟是人體排除藥物、汙染物、酒精及其他外來物質毒素的所在。谷胱甘肽太重要了，為了要確保人體隨時充分地擁有這種珍貴的抗氧化物，大自然在人體內建構了一套備用系統。不僅是細胞會一直製造谷胱甘肽，谷胱甘肽也藏在蛋白質裡。這些儲藏備用的谷胱甘肽一旦遇上氧化壓力的狀況就會被動用。

和硫辛酸類似的是，谷胱甘肽是硫醇抗氧化物，意思是它含有硫磺群。你馬上就會看到，這兩種姊妹抗氧化物間存在著很強的聯繫。

谷胱甘肽是由三種氨基酸在細胞中合成的，這三種氨基酸分別是半胱氨酸（cysteine）、谷氨酸（glutamic acid）及甘氨酸（glycine），這些全都可以從食物中獲得。雖然在所有網絡抗氧化物中，谷胱甘肽是唯一一種我不建議服用補充品的抗氧化物。雖然谷胱甘肽可以買得到補充品，但是經過腸胃消化，到底有多少到達得了細胞之中還有爭議。而且谷胱甘肽是個體積很大的細胞，有一度還曾經有人相信它太大了，無法穿越消化系統的內壁，進入細胞裡面。現在我們知道少量的谷胱甘肽可以穿越腸胃管道進入血管之中，但是，或許濃度還沒有高到足以有所幫助，更別說可以運送到需要它的細胞裡面了。

谷胱甘肽太重要了，所以只要身體一處於氧化壓力下，自然就會馬上反應，分泌一系列的酶，而這些酶是產生谷胱甘肽所必需的。話雖如此，要身體時時刻刻去應付谷胱甘肽這種永無止境的要求是很困難的，尤其是生病的時候。

所以，要怎麼做才可以確保體內這種救命的抗氧化物是足夠的？派克實驗室最令人興奮的發現之一，就是得知硫辛酸補充品可以明顯地提升需要谷胱甘肽之特定組織的谷胱甘肽濃度。事實上我相信，硫辛酸的好處之一，就是它可以提升谷胱甘肽濃度的能力。這又與我整個理念相吻合，抗氧化物網絡是註定要一起協力工作的，要分別挑出哪裡是開始、哪裡又是結束是困難且幾乎不可能的。

這裡有一點令人迷惑不清，我想藉這機會在此澄清。你可能聽過，服用半胱氨基酸（N-acetyl-L-cysteine，簡稱NAC）——半胱氨酸的前驅物質，可以提升谷胱甘肽的濃度。的確可以，不過效果還不如硫辛酸。事實上，如果你服用半胱氨基酸，劑量要高出硫辛酸很多才能達到相同的效果。再者，服用半胱氨基酸並無法讓你獲得服用硫辛酸所能得到的所有效果。此外，還有一種和谷胱甘肽類似的物質（谷胱甘肽的合成版本），可以經由處方注射的方式施打，也證實可以提高谷胱甘肽的濃度。不過一般來說，一般大眾公開並無法輕易取得這些藥物。所以就我的想法來說，要維持最佳的谷胱甘肽濃度，最好的辦法就是多吃含有可建構谷胱甘肽的食物，然後再吃硫辛酸補充品。

此外，避免谷胱甘肽的流失也是明智的做法。環境中的毒素可以耗費我們的谷胱甘肽，這些因子包括了香菸，以及過分處理或添加化學物的食品，像是含有硝酸鹽或是亞硝酸鹽的罐頭肉。飲酒過度也會消耗谷胱甘肽，這正是飲酒過度為什麼會嚴重傷身最主要的原因之一。常見的止痛藥乙醯氨酚（acetaminophen，**譯註：**如普拿疼、腦新之類），及其他一般藥房或處方都買得到的止痛藥也有一樣的壞處。你可能還記得，最近消費者被告知，服用含有乙醯氨酚成分的止痛藥時，不可以和酒精混合，因為這兩種物質會引起自由基的產生。兩種物質一旦混合，對肝臟來說就是毒藥，會嚴重的損耗肝臟中的谷胱甘肽。沒有了谷胱甘肽，肝臟就無法正常發揮功用，會因此引起毒素累積，使肝中毒。

我把谷胱甘肽擺在最後討論，不是因為它在網絡抗氧化物中最無足輕重，完全不是這麼回事，而是因為就單一的抗氧化物而言，它是最難以研究的。它很難加以操控，所以不論是動物還是人體的谷胱甘肽研究，比起其他網絡抗氧化物研究，至今都尚未有太多生動的研究。事實上，在谷胱甘肽上所做的大部分研究都在測試試管中的細胞，或是實驗對象在給予已知可以提升谷胱甘肽濃度的藥物後，谷胱甘肽濃度變化的情形。在許多實驗中，藥物並無法使谷胱甘肽有效地送達身體的組織中。這使得操作谷胱甘肽的效果非常難以研判，這也正是為什麼至今與這種抗氧化物相關的好研究會有如鳳毛麟角的原因。

谷胱甘肽早在一百多年前就被發現了，但是在過去的幾十年裡，科學家才開始體認到它在健康上扮演的重要角色。因為眼睛的水晶體被發現含有大量的谷胱甘肽，所以和谷胱甘肽相關的研究最初都集中在視力方面。雖說谷胱甘肽對視力是否良好關係重大，一如其他的抗氧化物，不過現在我們知道，它在體內還負責執行更多重要的工作，所以我的好友兼同事，已故的亞敦明斯特（Alton Meister），聞名的谷胱甘肽權威，把它稱做「大自然的抗氧化大師」。

谷胱甘肽當然是網絡抗氧化物中最忙碌的抗氧化物之一，它執行的任務遠多過一般傳統的抗氧化物。以下就來回顧一下它做的事情。

谷胱甘肽給細胞一個戰鬥的機會

谷胱甘肽可以保護細胞，對抗可能引起癌症的傷害。谷胱甘肽的主要工作之一就是使身體去除過氧化氫（hydrogen peroxide），這種物質是脂肪或蛋白質氧化時產生的物質，受到自由基傷害時也會產生。過氧化氫本身不是自由基，不過它可以和其他物質發生反應，像是鐵質，產生反應性很強、而有潛在性危險的氫氧基（hydroxyl）自由基。你可能記得，氫氧基自由基特別討厭，因為它實際上是停不下來的，會傷害健康的細胞及組織。如果細胞的DNA受到損傷沒能修護，細胞就發生變異，引起癌症。最好的預防方法就是一開始就避免氫氧基自由基的產生，而這正是谷胱甘肽扮演的角色。體內的過氧化氫必須維持在低而穩定的狀態，這是谷胱甘肽的工作。

現在你知道了，抗氧化物最重要的工作之一就是保護DNA，也就是細胞中的基因物質，避免氧化性傷害。從這個角度來看，谷胱甘肽的功能不僅僅是抗氧化物，它的功能還更進一步延伸：谷胱甘肽是使DNA做好合成準備以複製細胞的必需物質。如果DNA受到損傷，就需要啟動來修復，這也是谷胱甘肽負責的眾多工作之一。

谷胱甘肽是儲存及運送氨基酸的裝置，而氨基酸就是蛋白質的建材。氨基酸本身無法越過細胞膜，它們需要搭乘特殊的運輸系統。谷胱甘肽包了含兩個氨基酸、半胱氨酸及甲硫氨酸（methionine），可以作為谷胱甘肽的一部分越過細胞膜，在進入細胞後再分別走自己的路。

谷胱甘肽可以關閉發炎反應

谷胱甘肽和其他的抗氧化物類似，也是個訊號分子，可以啟動或關閉基因。特別是，谷胱甘肽與路徑的管控有關，可以啟動可能引起慢性發炎，進而使身體發生嚴重健康問題的基因，這些問題包括關節炎、自體免疫性疾病、甚至癌症。

如果肺是你的致命傷，假使你一感冒就會轉成支氣管炎或肺炎，那麼你就要特別留心維持你的谷胱甘肽濃度。谷胱甘肽和相關的酶在肺部內壁都存在，不用懷疑，這一定有它的道理在。你每吸一口氣，肺部組織就盈滿高濃度的氧氣和汙染物。不過谷胱甘肽和其他網絡抗氧化物一起運作，可以保護肺部對抗來自這些環境因子的氧化性傷害。事實上，有慢性呼吸道疾病的人（像是氣喘病人），他們肺部裡的衰減型谷胱甘肽濃度通常比較低（比正常濃度的被氧化型谷胱甘肽高）。

谷胱甘肽是身體的祛毒妙方

我稍早曾提過，肝臟細胞裡的谷胱甘肽濃度非常高，這是有道理的。肝臟是身體最大的器官，背負了許多工作，攸關你的生死存亡。肝臟與膽汁的製造有關，而膽汁則是分解脂肪，將肝醣儲存以供給肌肉燃料，及儲存脂溶性維生素A、D及K所必需的物質。肝臟也製造許多重要的物質，像是凝血因子、血蛋白及數千種不同的酶。肝臟最重要的功能之一就是去除藥物或毒素，這些藥物或毒素可能是食物或藥物經過消化或由身體正常新陳代謝所產生的。

身體祛毒的能力是我們是否能存活的關鍵。我們吸的每一口空氣，吃的每一口飯，都可能讓我們暴露在上千種的有毒物質中。從食物及飲水中的農藥，家庭或工業的清潔劑，甚至到醫師開立的藥物，都可能在體內分解成有毒的物質，而產生危險性。幸運的是，有了谷胱甘肽的幫助，我們的肝臟通常都可以處理這種負擔。

谷胱甘肽是祛毒程序中基本的成員。當谷胱甘肽在肝臟遇到有毒的化合物時，它會附著到有毒物上，進行一種叫做S型結合（S-conjugation）的過程，將這化合物變得更加溶於水，好讓毒素透過腎臟排出體外。

身體要健康，擁有功能健全的肝臟極為重要。當肝臟無法正常發揮功用時，就會導致嚴重的疾病及死亡。肝臟的疾病，像是肝硬化（發炎），就和谷胱甘肽的濃度過低有密切的關連。在敘述硫辛酸的章節中，我曾經介紹過硫辛酸被成功用來治療肝臟疾病的例子。既然硫辛酸可以有效提高谷胱甘肽的濃度，那麼它對肝功能的正面效果，想必大有可能是因其提升谷胱甘肽濃度的能力而來的。

類固醇類荷爾蒙（例如雌激素與雄激素）及類荷爾蒙化合物（如攝護腺素合成素〔**prostaglandins**〕）也是在肝臟分解的。維持適當的荷爾蒙濃度對身體正常功能是很重要的。一些研究表示，某些類固醇類荷爾蒙過高，可能會提高某些對荷爾蒙敏感之癌症形成的機率，像是乳癌。谷胱甘肽在控制荷爾蒙及攝護腺素合成素濃度方面，是有其地位的。以上只是抗氧化物在作為我們健康保鑣的諸多例子之一罷了。

谷胱甘肽活化免疫功能

免疫功能，尤其是T淋巴球細胞（身體最主要的疾病戰鬥細胞），會隨著年齡的增加而衰退。當動物的谷胱甘肽消耗掉時，免疫功能更會急劇下滑，而病人與老年人體內的谷胱甘肽會下滑得如此劇烈絕非偶然。許多研究都記錄著谷胱甘肽對於T淋巴球功能各方面的影響，這其中包括了T淋巴球的製造。

USDA人類營養研究中心設計了一個老化研究實驗，來測試谷胱甘肽對於年輕免疫細胞及老化免疫細胞的效果。實驗的免疫細胞採自三十五歲至四十五歲的男性、以及六十五歲至八十四歲的男性血液。細胞被放置在具極高濃度谷胱甘肽的試管中，試管中的谷胱甘肽濃度比一般正常血液中要高出許多。有趣的是，這些谷胱甘肽對於年輕人的免疫細胞效果似乎不大，但卻對老年人的免疫細胞產生了重大的改變。特別的是，谷胱甘肽會刺激第一介白質（interleukin 1, IL-1）與第二介白質（interleukin 2,

人興奮的成果，也是讓後來科學本身產生大躍進的研究，通常都是從蚊子或蒼蠅這樣小小的有機體開始的。

如果提高谷胱甘肽濃度對昆蟲產生的效果也能發生在人類身上，那麼要活到一百多歲在二十二世紀就不是夢想了。我相信，提高整個抗氧化物網絡的濃度對於我們的健康及長壽甚至會產生更深入的效果，而我們最好的做法莫過於讓整個抗氧化物網絡保持健全、並且被完全充電。

提升抗氧化物的能力會幫助我們保持抗氧化優勢，而抗氧化的優勢正是我們要用來避免提前老化，或是危害健康的力量。提升我們個人抗氧化網絡的方式之一，就是增加我們吃進去的抗氧化物促進劑——這些物質可能是抗氧化物，也可能不是，只不過，都可以對抗氧化物網絡產生非常好的效果。

在第三部中，我會討論到主要的抗氧化物促進劑，也會談到這些物質如何使抗氧化物網絡的力量大增。

Part 3

抗氧化網絡的強心劑
讓你事半功倍

類黃酮素是一群為數在四千種以上的單獨化合物，這些化合物存在於植物裡，主要是在葉綠素、樹皮、果實的外皮、種子及花中，是一個更大族群分子——多酚化合物（polyphenol compounds）的一部分。所有的類黃酮素都是抗氧化物，有的強、有的弱，強弱決定於本身的分子結構。

大約有五十種的類黃酮素存在於取材自天然植物的食物及飲品中，這些植物包括莓類、茶及酒。這些類黃酮素雖然不是網絡抗氧化物，但我的實驗室發現它們可以和網絡抗氧化物互動，在維生素C消滅了自由基後，恢復還原其抗氧化物的狀態。這個令人興奮的發現不僅對維生素C極具意義，對整個網絡抗氧化物也一樣。提升維生素C也會提高維生素E的濃度，進而同時保護細胞的水溶性及脂溶性部分。

特別一提的是，我們還發現類黃酮素的複合性化合物，像是在松樹皮萃取物及銀杏葉萃取物中所發現的複合性類黃酮素，比其單獨的化合物型態威力更強大。這發現再度顯示，抗氧化物是要一起協力作用的；幾乎所有的情況下，多種抗氧化物結合作用效果都比抗氧化物單獨作用要好。類黃酮素除了可作為抗氧化物網絡的後援軍外，在人體內還有其他作用，是良好健康的重要因素。

在我們現代科學家把發現類黃酮素的功勞都獨攬上身之前，我必須承認我們並非最早發現這些神奇植物的藥用特質的人。事實上，早在五千年前，所謂的醫者，也就是以草藥行醫的人，已經以各種類黃酮素化合物來治療形形色色的疾病了，範圍從循環毛病、皮膚狀況到發炎性的疾病都有。早期的這些治療師已經知道我們現在才從實驗室裡得知的資訊：類黃酮素化合物是非常有效的藥物。

雖然我們的身體不能製造類黃酮素，但是每日建議劑量裡並沒有建議用量。其實，直到不久之前，類黃酮素在美國的用途只比食物染色劑多一些，而類黃酮素五千年歷史之久的傳統草藥地位，除了一小群研究人員知道外，實際上是被忽視的。一九六〇年代，一些醫師曾以類黃酮素來治療一些問題，像牙齦疾病及循環系統疾病等，但是一九七〇年代，當美國國家營養協會發表報告，認為類黃酮素沒有價值時，這些醫師都不被鼓勵繼續。

十年河東、十年河西，短短一、二十年間，類黃酮素的價值認定居然有如此大的差異。今天，我們有大量的研究證實類黃酮素不僅對植物有益，對人類而言，類黃酮素也是威力強大的藥物。舉例來說，一個相當有名的德國研究，是在一九九六年對五百二十二人進行的，研究發現大量喝茶和不喝茶的人比較起來，發生中風的危險有明顯偏低的情形。而許多研究也顯示，喝紅酒的人（紅酒中所含的類黃酮素非常高）比滴酒不沾的人罹患心臟病的比例要低非常多。舉例來說，雖說法國美食中含有很高的脂肪，像是用了很多奶油、或是魚醬、肉醬，而醃製食品更是全國性的喜好，但是法國人罹患心臟病的情形卻少見。這所謂的法國式衝突要歸功於法國人重飲紅酒，而攝取了相當高的類黃酮素，他們消耗的紅酒比美國人要高多了。許多研究（其中有不少是我實驗室裡進行的）也都顯示，類黃酮素在抗氧化物網絡中扮演了極為重要的角色。只是，這項訊息至今還未反應在美國的每日建議劑量上，我懷疑近期之內也不會這麼做。

類黃酮素雖然已經被使用了數千年之久，不過，正式被認定並分離出來是亞伯特聖捷爾吉（Albert Szent-Gyorgyi）的功勞。他是一位諾貝爾獎得主，也是首位分離出維生素C的人。有趣的是，聖捷爾吉認為類黃酮素和維生素C之間有協力合作的關係，而這一點，我們在六十年後才在我們的實驗室裡面再度證明。在《大自然》（*Nature*）這本重要科學性雜誌的一篇文章裡，聖捷爾吉提到：「從各種化學及醫學的觀察中，我們一致歸論到以下假設：在細胞中，維生素C是和一種有相似重要性及關連性的物質並存的。」

他把這物質稱為「維生素P」。在文章中，聖捷爾吉報導他發現了一種可以治療微血管內壁脆弱的方法。單獨使用維生素C雖然沒有療效，不過，和匈牙利紅辣椒或檸檬汁這類含有類黃酮素的物質結合一起使用時，症狀就會消除。

我的研究主要是側重在兩種類黃酮素含量特別高的植物萃取物上，這兩種物質在傳統的草藥療法上已經很有歷史了，不過，在治療很多現代的疾病上，其未來性還有要限的可能。第一種是銀杏葉（ginkgo biloba）萃取物，這是由銀杏樹樹葉中提煉出來的萃取物，而銀杏樹是地球上最古老的樹種之一。第二種是碧蘿芷（Pycnogenol）萃取物。這種獲有專利的萃取精華取自於法國濱海松（Pinus maritima）的樹皮，大約含有四十種不同的抗氧化物類黃酮素。銀杏葉和碧蘿芷在體內扮演的很多角色都很類似，你稍後就可以知道，不過這兩種物質也各有其獨特之處。健康食品店和藥房都買得到膠囊。

在我開始一一點名這些特殊的抗氧化物強化劑時，我想告訴你第三個，或許也是最重要的一個和類黃酮素相關的故事。故事的內容和另一種抗氧化物無關，卻和抗氧化物類黃酮素想要控制的自由基——一氧化氮有關。

類黃酮素與一氧化氮的關連

一氧化氮是一種無色的氣體，體內許多不同的細胞都會產生。從動脈內壁細胞、腦部的神經元、到免疫系統內對抗疾病的細胞都會產生這種氣體。我把一氧化氮叫做分子的「捷克爾醫師與海德先生」（**譯註：**Jekyll & Hyde，是蘇格蘭小說家史帝文生在一八八六年的作品，中譯為《變身怪醫》），因為它有「分裂性人格」，而好壞全視情況而定，不是大好就是大壞。

直到不久之前，一氧化氮還被認為是有百害而無一利的。這種到處都存在的自由基真的是無所不在，老是在糟糕的場所裡被人發現。像是都市裡的煙霧、汽車排放的

銀杏葉的功效

銀杏原生於石器時代，是地球上至今仍存活最古老的樹種之一。在北美洲與歐洲一度到處可見，但在冰河時期到處都受到摧毀，除了中國仍有殘存。銀杏在一七八四年被帶到美國種植，現在是美國最常見的樹木之一。

銀杏是一種強壯、質地堅硬的樹，可以長到三十七尺高、一．二公尺直徑。它以樹齡長壽而聞名，一些銀杏還活了一千年以上。不必懷疑，以前的醫者一定注意到銀杏的力量及活力，而將其歸結為是對人有益的植物。銀杏的樹葉和果實在西元前二千八百年前，在中國就被用來作為藥材了，主治腦功能、心臟病及其他的循環性疾病。

愈來愈多的美國人轉向傳統的醫療方式，而銀杏也就成為今天最受歡迎的補充品之一了。銀杏主要的訴求是可以增進記憶力，我稍後會解釋，這其中還真有一點科學的基礎在裡面。在德國和法國，銀杏被當作處方藥材販售，它是全世界被開立最多處方的藥物之一。在美國，銀杏被當作是保健藥草補充品，直接就可以購買。

我第一次對銀杏感興趣，是因為懷疑它出名的許多好處，其實是和它抗氧化的動作，尤其是一氧化氮製造調節的角色有關。我們以幾種常見的自由基來測試銀杏萃取物，發現它效果斐然。銀杏不只可以抑制一氧化氮的動作，也可以消滅超氧化物和氫氧基自由基，這是兩種非常強力，而且具有毀滅性的自由基。

看起來很清楚了，大自然為這古老的樹木賦予長壽、健康所需的工具，而或許我們人類也可以因此受惠。

類黃酮素促進血液循環

當醫者第一次開立銀杏來治療循環性問題時，他們只能猜測我們現在已經在實驗室證實的結果：銀杏對心臟很好。

在派克實驗室裡，我們已經證明了銀杏葉萃取物可以預防低密度脂蛋白（或低密度膽固醇）的氧化。

我們也證實銀杏葉可以使心臟病發作後的復原加速。我們以銀杏葉來測試模擬的心臟病發作情況，測試使用的是所謂的「蘭俊多夫心跳模式」（Langendorff beating-heart model）。測試時，我們把跳動中的心臟灌注一種不含氧氣的溶液，這會使心臟病發作。經過四十分鐘後，我們改用其他溶液，這次使用的是含有氧氣的溶液。在這種測試情況下，只有百分之二十至二十五的心臟會復原，也就是繼續正常跳動。其餘的會產生嚴重的傷害，包括心肌產生無可修復的毀壞。事實上，心臟會死亡。不過，當我們把銀杏葉萃取物再度加注到灌注溶液時，心臟恢復的比例會回復到百分之六十五，而對組織的傷害也會大幅減少。這個實驗顯示銀杏葉萃取物可以拯救垂危的心臟，使它在致命的心臟病發作情形下存活下來。

者被隨機決定，分成兩組。一組每天吃一百二十毫克的銀杏葉萃取物，另一組則是安慰劑。完成研究的患者實際上只有一百三十七位，而在這一群患者中，攝取銀杏葉萃取物的患者經過測試，有百分之三十在推論、記憶力及行為上表現得比服用安慰劑的患者要好。銀杏葉的治療效果僅被研究人員評為「中等」，但是針對失智的情形，能產生作用的藥物實在很少，所以單單這樣有限的正面療效就已經讓大眾很興奮了。我不相信單憑一味銀杏葉就可以證明是治療阿茲海默症的靈丹妙藥，但是我相信，抗氧化物網絡及其強化劑將會證明足以緩和這類疾病的病情。

類黃酮素是天然的抗發炎藥物

當免疫系統偵測到危險時，就會產生反應，送細胞到受傷的區域去。有種特殊的免疫細胞叫做巨噬細胞（macrophages），可以製造一種重要的細胞附著分子蛋白質，這種物質可以讓細胞自己附著於外來的入侵物上面，然後打敗他們。細胞附著分子蛋白質是癒合過程中重要的一部分，但是過度製造卻會產生危險，變成某些發炎性疾病發病的原因。這些疾病有風濕性關節炎，甚至癌症等。在試管測試研究中，我們證明了銀杏葉可以抑制人體的巨噬細胞過度製造細胞附著分子蛋白質，這也表示，在人體中，銀杏葉可能也可能以類似的方式發揮作用。

我們對銀杏葉的研究工作才開始不久，但基於我們已經得知的，我絕不懷疑，銀杏葉一定會被證明是抗氧化物家族中重要的新成員。

碧蘿芷——松樹皮的奇蹟

松樹皮又是另一種類黃酮素混合物，是一種已經被傳統醫者使用了數千年之久的藥物，但到最近才被科學家發現。碧蘿芷是一個註冊商標，是大約四十種不同抗氧化物的調和劑，這些抗氧化物都是萃取自法國濱海松的樹皮。

從遠古時代開始，松樹的樹皮就被拿來食用並入藥。被尊稱為「現代醫學之父」的希波克拉底（Hippocrates，公元前四百年）就曾以松樹皮來治療發炎性疾病。他們把搗爛的松樹皮內層薄膜敷在發炎的傷口、疼痛或潰爛之處。松樹皮也被用來製作咳嗽藥。現代北歐的拉普蘭人（Laplanders）冬天必須抵禦刺骨的北地寒風，所以他們就把松樹皮磨成粉，加到麵粉裡，作成麵包。這樣做很有道理，我稍後會解釋。我們現在知道，松樹皮的化合物可以增進免疫力，提供身體保護，進一步對抗冬季的傷風感冒（我試吃過松樹皮麵包，吃起來比聽起來好吃多了）。

用於製造碧蘿芷的松樹樹種有璀燦的歷史，只是直到近幾年才曝了光。一五三五年，法國探險家傑克卡地爾（Jacques Cartier）航行到現在加拿大的聖羅倫斯河一帶。他抵達的時候正逢嚴冬，河流結冰，船隻擱淺，無法前進。由於缺乏新鮮的蔬菜水果，

類黃酮素能對抗心臟疾病

從一九三〇年代開始，科學家就知道類黃酮素可以促進維生素C的活動，這對產生成熟的膠原蛋白非常重要。膠原蛋白是形成微血管內壁的基本成分，而微血管則是身體最小的血管。微血管雖小，卻是心血管系統形成的重要單位。微血管必須非常強韌，必須具有足夠的彈性讓血液可以通暢的流動。微血管一變得脆弱，就有可能裂開或使血流阻塞。容易淤血的人其微血管壁一定很脆弱。脆弱的微血管壁也會滲漏，引起水腫，也就是大多數人說的積水或腫脹。碧蘿芷可以增強微血管壁的韌度，使微血管壁更有彈性，促進微血管的血液循環。

碧蘿芷還可以以另一種方式保護心臟血管。碧蘿芷可以防範血小板的堆積，而血小板的堆積是造成血凝塊的第一步。碧蘿芷會抑制抽菸者腎上腺素的反應，預防血小板的堆積。血中的凝血塊是很危險的，因為會引起中風及心臟病發。很多人應該都知道，醫師常常會建議病人吃阿斯匹靈，防止血凝塊。就這個目的而言，阿斯匹靈雖然好用，卻也可能引起潛在的副作用，像是出血延長、腸胃不適、或甚至發生出血性潰瘍等。

好消息是，就控制血小板的堆積作用而言，碧蘿芷的功能比阿斯匹靈好，但是沒有阿斯匹靈的副作用。碧蘿芷可以降低抽菸引起的血小板堆積，而效果是同劑量的阿斯匹靈的五倍。

碧蘿芷強化免疫功能

強健的免疫系統是良好健康的基石。如果你的免疫系統脆弱，會影響到體內的其他系統。碧蘿芷可以透過幾種方式強化你的免疫系統。首先，碧蘿芷可以促進維生素C的活動。維生素C是另一種重要的免疫力提振物質。碧蘿芷提高維生素C的活動後，就可以提供更多彈藥給免疫系統來對抗感染。其次，我們的實驗證明，碧蘿芷可以預防自由基對巨噬細胞造成傷害。巨噬細胞是白血球的一種，可以產生一氧化氮這種自由基來消滅細菌、病毒及寄生蟲。以下是自由基為什麼是不可缺乏之敵人的另一例子。我們需要自由基來消滅外來侵略者，不過，如果自由基過度製造，主客易位，就會轉而傷害巨噬細胞。

在細胞培養研究中，我們使用細菌性毒素來激發巨噬細胞釋放一氧化氮。一如預期，被大量釋放的一氧化氮自由基開始殺死巨噬細胞。如果這種情形發生在人體內，則身體對抗感染的功能極可能會受損。不過，當我們把碧蘿芷加到混合物中去時，一氧化氮的產生明顯地減少了，巨噬細胞沒有受到傷害，而且還能夠繼續他們對抗疾病的活動。

亞利桑那大學的研究人員也證實了碧蘿芷增進免疫力的功能不只存在於試管測試中，也存在於動物實驗中。研究人員在羅納華特森博士（Ronald Watson）的指導下，對具有類似ＨＩＶ（人類免疫力缺乏病毒或愛滋病病毒）病毒及酒精中毒的實驗鼠進行碧蘿芷的測試，這兩種情況都可以危及正常的免疫功能。碧蘿芷可以使免疫能力受損的老鼠免疫力提高，第二介白質增加。第二介白質可以促進T淋巴球及淋巴球的活動，使身體更有效的對抗感染。在健康的老鼠體內，碧蘿芷可以刺激天然的殺手細胞（NK-cells），幫助身體抗癌。殺手細胞會持續穩定的監控身體是否有任何可能導致癌症的不正常成長現象。當殺手細胞確定有不正常的細胞產生時，就可以加以攻擊。如果碧蘿芷在人體內也能發揮類似的功能，對許多各種不同形式的癌症就可以有效地提高保護力。

類黃酮素與慢性疲勞症候群

好幾個世紀以來，醫者一直用松樹皮來治療發炎性疾病，像是風濕性關節炎，這種情況是因為免疫細胞攻擊身體自己的組織，摧毀了關節軟骨。自由基被認為是風濕性關節炎及其他發炎性疾病惡化的主因。一些抗氧化物，包括碧蘿芷和維生素C、E都可以紓解這些疾病的某些症狀，像是疼痛及腫脹。

研究人員也在研究，使用碧蘿芷來治療另一種無藥可醫的慢性發炎性疾病——慢性疲勞症候群（Chronic fatigue syndrome）是否有效。慢性疲勞症候群表現出來的症狀和風濕性關節炎類似，不過更難醫治。慢性疲勞症候群的症狀是一種無法解釋的虛脫與疲憊，而且時間會長達六個月，或甚至更久。引起這種情形的原因不是因為身體上實際的問題。除了感到筋疲力盡之外，患有慢性疲勞症候群的人也常表示肌肉及關節會有類似關節炎一樣的疼痛、腺體腫大、頭痛、抑鬱及困惑。雖說患有這個病時，醫師常會開一些抗發炎，或是抗憂鬱的藥物，但其實這種病狀是沒有藥物可醫治的，而所開的這些藥物也都可能引起令人不適的副作用。事實上，長期使用抗發炎的藥物會導致出血性潰瘍及其他嚴重的腸胃問題。不過，碧蘿芷的使用可能替慢性疲勞症候群帶來了一線曙光。

研究員安東尼馬丁（Anthony W. Martin）博士是加拿大拉薩爾（LaSalle）大學教職團的脊椎指壓師及健康顧問，根據他的說法，慢性疲勞症候群病人對碧蘿芷有良好的反應，據說可以放鬆經常處在衰弱狀態中肌肉的疼痛。此外，碧蘿芷的抗氧化物活動，可以紓解慢性疲勞症候群患者一般不適的症狀。既然碧蘿芷百分之百安全，服用後還有其他益處，那麼，患有慢性疲勞症候群的人應該多了解一下碧蘿芷是否真的對這病症有絕對意義。

碧蘿芷使老化過程趨緩

派克實驗室做過的實驗中，有幾個實驗最令人興奮，其中一個與碧蘿芷有關，實驗是在模擬老化過程的細胞死亡模式中，測試碧蘿芷。當我們開始老化以後，細胞會在一個稱之為「凋零」的過程中開始死亡。有時候，細胞死亡是好事，以癌症細胞為例，癌症細胞如果活下來就會擴散開。不過，話說回來，當我們老化時，健康的細胞會開始有死亡的趨勢，這種情形會嚴重干擾重要器官的功能。舉例來說，老化通常會使腦細胞功能明顯下降，因而導致記憶力喪失，更嚴重時，甚至會發生阿茲海默症或是帕金森氏症。

在我們的研究中，我們培養了腦細胞，並把腦細胞曝露於高濃度的麩胺酸鹽中，這是一種身體會自行製造的氨基酸，被腦細胞用來作為神經傳導素。麩胺酸鹽在正常濃度下是好的，不過如果過量就會摧毀谷胱甘肽及凋零的目標。事實上，患有阿茲海默症、腦部受傷、愛滋病及癌症的病人，腦部細胞中的麩胺酸鹽濃度都是偏高的，腦細胞一旦暴露於麩胺酸鹽中就會開始快速死亡。不過，當我們把碧蘿芷加到細胞培養中，腦細胞不但不會死亡，還會繼續正常發揮作用。這個實驗雖然是個體外實驗，不過卻強烈顯示碧蘿芷可以減緩、甚至防止體內發生的細胞死亡現象，尤其是像腦部這種非常脆弱的部位。

類黃酮素能治療注意力不足過動症

我實驗室裡第一次發現碧蘿芷對一氧化氮有控制作用時，我就假設碧蘿芷有成為注意力不足過動症（attention-deficit hyperactivity disorder，簡稱ＡＤＨＤ）治療藥物的潛力。注意力不足過動症的症狀是注意力無法集中、衝動及過動。注意力不足過動症的起因沒有人知道，不過，至少有一個重要的研究顯示，患有注意力不足過動症的人，送到腦部負責組織行為區域的血液不足。尤其一氧化氮能控管血液循環，所以這個常見疾病的根源，似乎有可能是因為一氧化氮不平衡所引起。

學齡兒童中，有注意力不足過動症情形的，高達百分之九，要這樣的過動兒在課堂中有良好表現實在非常困難。過動兒的情形其實也發生在成人身上，百分之六十的過動兒的過動情形會持續到成人期。注意力不足過動症使用的標準藥物是甲基分尼達（methylphenidate；又名利他林 Ritalin），這是一種中樞神經的刺激性藥物。這種藥物對很多過動兒及有注意力不足過動症的成人頗有療效，但是有些人卻會產生副作用，像是失眠、神經質、頭昏及頭痛等。

利他林雖然是一種安全有效的藥物，但是很多父母還是不願意讓孩子長期服藥，而希望有天然的代替品。由於注意力不足過動症據報導是和血液循環不正常有關，所以美國和歐洲一些比較先進的醫師就試著用碧蘿芷來治療注意力不足過動症的病人。截至目前為止，根據很多一般性的敘述報告，很多患有這種病症的病人使用了碧蘿芷後，療效都非常之好。

茱莉保羅（Julie Paull）博士及史蒂芬天納柏（Steven Tanenbaum）博士這兩位在聖路易注意力缺乏治療中心領有牌照的心理學家，對年齡在十八歲至六十五歲的成年注意力不足過動症患者進行首次的人體醫療測試，看碧蘿芷對這種障礙是否真的具有療效。保羅博士本身就有患有其中一種形式的注意力不足過動症，叫做不專注型（predominantly inattentive type）。和一般人想法大相逕庭的是，有注意力不足過動症的人未必是過動的。事實上，有些人還相當被動，一點也不活潑。他們和其他有注意力不足過動症的人所共有的相同點則是，注意力很難集中、很容易就失去耐心。

這種比較輕微的注意力不足過動症，常常不會被察覺，就像保羅博士的例子一樣，她覺得自己有問題，不過不是很確切地了解到底是什麼問題。她的表現雖然很好，學業的表現也很優秀，不過，她知道自己要花很大的精力才有辦法維持自己的專注力。事實上，她的教授就常說她雖然聰明過人、對抽象的理解力極佳，但是似乎對細節部分不夠注意。直到她以研究生身分到注意力缺乏治療中心工作時，她才發現到自己有注意力不足過動症，並開始尋求幫助。保羅博士首先試用了利他林，覺得有點幫助，不過她不喜歡這藥的副作用，這其中包括了抽搐。之後，她換了三環抑鬱劑（tricyclic antidepressant），這是一般用來治療注意力不足過動症狀的第二種選擇。這種藥物雖然有點幫助，但是對於改善她的專注力並沒有幫助，她覺得自己應該有其他的選擇。

保羅博士從網路上一位注意力不足過動症患者那裡，聽說了碧蘿芷被用來治療注意力不足過動症。在做了一些其他的研究後，保羅博士對所獲得的資訊印象深刻，決定親自試驗碧蘿芷，於是把碧蘿芷加到她的藥物攝取單上。

結果療效驚人。「五天後，我發現了天淵之別！」保羅博士回憶道：「我一些病人拿彷彿戴上了一付眼鏡來形容：『突然之間，一切都清楚了起來，視力集中了！它給了我以前從沒有過的清晰。』」保羅博士還特別提到，碧蘿芷還讓她的思考能力更有組織，大幅地提高了她的生產力。對很多人來說，單獨使用碧蘿芷雖然就可以紓解很多症狀了，不過，和其他的療法配合使用效果最好。

我們對抗氧化物及自由基了解得愈深，就愈清楚具有抗氧化優勢是維持最佳身體和心理功能的關鍵，這兩者之間缺一不可。我一點也不訝異，這兩種類黃酮素現在被用來治療與記憶、學習及行為相關的問題。當我們把抗氧化物的定義予以擴充後，我們就知道，這些優良天然物質的作用遠比我們想像得多，而在未來很長一段時間裡，也會繼續牢牢地捉住我們的視線。

Chapter 10

類胡蘿蔔素
——議論紛云

類胡蘿蔔素的抗氧化奇蹟

■ 多攝取含豐富類胡蘿蔔素的食物，使血液中類胡蘿蔔素濃度提高，對於多種癌症有很強力的保護作用。特別是茄紅素（lycopene），與降低攝護腺癌罹患率有關。

■ 眼睛中發現的兩種類胡蘿蔔素——葉黃素（lutein）與玉米黃素（Zeaxanthin）與降低黃斑部退化症（macular degeneration）與白內障的罹患率有關。

■ 貝他胡蘿蔔素（Beta carotene）可以提高老年人的免疫功能，但是綜合性的類胡蘿蔔素效果更好。

■ 可以降低罹患心臟病的危險。

派克博士的抗氧化處方

- **建議劑量**：無。
- **派克計畫**：只要每天吃三種橙色或黃色的蔬菜水果及兩種深綠色的葉菜，大多數的人就可以從食物中獲得足夠的類胡蘿蔔素。如果你是心臟病或癌症的超高危險群，可以在每天的飲食中多加兩種蔬菜水果。色彩鮮豔的蔬菜水果都是類胡蘿蔔素最佳來源。
- **攝取來源**：如果每天攝取的食物中類胡蘿蔔素含量不足，可以考慮吃綜合性類胡蘿蔔素補充品。
- **注　　意**：抽菸的人禁吃任何類胡蘿蔔素補充劑，不過要多攝取含有豐富蔬菜水果的飲食。

類胡蘿蔔素是可在植物及動物體內發現的天然色素，由細菌、海藻、真菌及植物所製造，人類和動物則要透過食物來攝取。

自然界有超過七百種以上的類胡蘿蔔素，不過食物中大概只有六十種。典型的美國飲食中含有的類胡蘿蔔素種類少於十二種，而研究人員則把重心放在主要的六種：阿爾發胡蘿蔔素（alpha carotene）、貝他胡蘿蔔素、隱黃素（Cryptoxanthin）、葉黃素、茄紅素和玉米黃素。含豐富類胡蘿蔔素的蔬菜水果，顏色都很鮮豔，從亮黃、紅色、橘色到紫色及深綠色都有。

類胡蘿蔔素集中在植物的集光中心，通常都和光合作用有關，並且曝露於高濃度的氧中。單線態氧分子（Singlet oxygen）是一種反應度極高的氧氣型態，本身雖然不是自由基，但是卻會促使自由基生成。如果不是有類胡蘿蔔素，葉子裡面的葉綠素一曝露在陽光下後，應該馬上就會被漂白並破壞了。

類胡蘿蔔素的奇特之處在於它們其中某些會轉換成體內的維生素A。在我們飲食中含有的各種類胡蘿蔔素中，只有阿爾發胡蘿蔔素、貝他胡蘿蔔素及隱黃素會被轉換為維生素A。

維生素A是一種脂溶性的維生素，可能會是抗氧化物，但在體內卻未必有此功能。維生素A存在於眼睛視網膜的錐狀細胞及桿狀細胞裡面，負責視力的色彩及黑白。在體內，維生素A會被轉變成為視黃酸（retinoic acid），是活化基因的一種重要分子。

維生素A這種維生素最為人所知悉的，或許是它美膚的功能，特別值得一提的是，它有防範皮膚癌的能力。一九七一年，克利芙蘭診所（Cleveland Clinic）的雷蒙謝恩伯格（Raymond Shamberger）博士進行了一項傑出實驗，一種強力的致癌物質被用在實驗鼠的皮膚上。在正常的情況下，大多數老鼠很快就會產生皮膚癌。不過，當致癌物質中加入維生素A後，發生腫瘤的情況居然少了百分之七十六之多！這項突破性發現讓維生素A變成一項恩賜，其衍生的化合物被內服外敷地用來治療皮膚癌。

而以維生素A為基礎的皮膚保養品（維生素A酸Retin-A及retinoic acid）也被用來治療面皰及皮膚的老化跡象，像是晒斑及皺紋。維生素A外敷時，可以加速細胞的代換，促進膠原蛋白的產生以減少皺紋的出現。

最初，類胡蘿蔔素會被認為重要，只因它是維生素A的先驅。而現在則相信，單單類胡蘿蔔素本身在我們體內也可能扮演著一個重要的地位，而與維生素A不相關。

到目前為止，我在本書介紹過的抗氧化物中，類胡蘿蔔素要算是最具有爭議性的，單就一件事就足夠引起議論了，那就是我們還不確定類胡蘿蔔素是否真是抗氧化物。在試管測試中，有幾種類胡蘿蔔素都顯示出很強的抗氧化作用，但是，我們還沒能在人體上證明它是否能產生相同的作用。就我們目前所知，類胡蘿蔔素不是抗氧化網絡的一部分。不過，它在人體中還是承擔著和抗氧化物一樣的功能——也極可能做得很好——可能可以消滅自由基，幫助網絡，降低網絡抗氧化物的工作負擔。

沒有爭議的則是，已經有太多的研究證實，所吃的食物中含有豐富類胡蘿蔔素的比起食物中不含類胡蘿蔔素的人，比較不會死於癌症，而且比例差距懸殊。一些研究也記載，血液中某些類胡蘿蔔素濃度較低的人比濃度高的人，形成癌症、心臟病及其他許多退化性疾病的可能性都比較高。不過，這類的研究也引發另一個問題，可以保護身體對抗疾病的，到底是單獨的某種類胡蘿蔔素呢，還是多種類胡蘿蔔素？甚至根本是其他物質，像是蔬菜水果中也能發現的纖維質？

一提到類胡蘿蔔素，問題總比答案多。於是，我們食物中含量最豐富的貝他胡蘿蔔素就變成被密集拿來做科學檢查的對象了。因為一些很好的理由，這種胡蘿蔔素也是所有類胡蘿蔔素中爭議最多的一種。

貝他胡蘿蔔素的崛起與殞落

貝他胡蘿蔔素首次引起大眾的注目，是在幾個與維生素A攝取量有關的研究被發表之後。研究顯示飲食中所含的維生素A與貝他胡蘿蔔素量若低，或者血液中兩者的濃度若過低，會提高罹患癌症的危險性（貝他胡蘿蔔素最初是以其維生素A的作用而為人所知，所以最早的研究是把兩種混合一起的）。抽菸的人維生素A的濃度特別低，因為抽菸事實上會提高很多種癌症的危險性，所以推測貝他胡蘿蔔素濃度過低也是原因之一似乎是合理的結論。

而為數頗豐的動物研究似乎也都強化了這項觀點，認為貝他胡蘿蔔素及維生素A都可以提供保護、對抗癌症。貝他胡蘿蔔素及維生素A都以極為出色的成績通過了所有一般性的試管測試。而被注射乳癌細胞的實驗鼠如果被事先施以維生素A來防治，發生腫瘤的情形就少很多。在組織培養研究中，貝他胡蘿蔔素和維生素A都可以成功抑制多種致癌物質的活動。接受腫瘤移植的動物如果被施以維生素A或貝他胡蘿蔔素，發展成癌症的情形和不曾施以維生素A的比較起來，要低非常多。

接下來要提的就是著名的西屋電氣研究（Westinghouse Electric Study）。研究人員追蹤了攝取貝他胡蘿蔔素長達十九年之久的人。根據這項研究的結果，研究人員報導，在抽菸的人當中，吃掉最多貝他胡蘿蔔素的人發生肺癌的比例，比起攝取最少貝他胡蘿蔔素的人要低非常多。事實上，研究的結果還更驚人，抽菸但是攝取最多貝他胡蘿蔔素的人，發生肺癌的風險和完全不碰菸的人差不多。

一些和貝他胡蘿蔔素相關的好消息還陸續出現在科學期刊上。很值得注意的一點是，研究顯示，吃很多蔬菜水果，也就是含有大量貝他胡蘿蔔素的人，得到心臟病的機會要低得多。

一九八〇年代早期，貝他胡蘿蔔素被認為是熱門的抗癌強心補充品，於是很快的成為暢銷品。

唯一的問題則是，還是沒有證據可以顯示服用貝他胡蘿蔔素補充品可以真正助人預防心臟病或癌症。一些研究就根據這些問題來設計，希望取得解答。芬蘭一項著名的研究就對二萬九千一百三十三位男性抽菸人口進行研究。這些男性每天不是被給予二十毫克的貝他胡蘿蔔素，就是被給予安慰劑。出人意料之外的是，服用貝他胡蘿蔔素的人中死於肺癌的人數還略高了一些。最初，這項研究被視為是統計上的一個意外，然而，其他兩個研究則對貝他胡蘿蔔素補充品保護癮君子的能力提出嚴重的質疑。

貝他胡蘿蔔素與維生素A功效試驗（Beta Carotene and Retinol Efficacy Trial，簡稱CARET研究）對肺癌的高風險男性與女性進行測試，看是低劑量的貝他胡蘿蔔素、還是二萬五千國際單位的維生素A，對於肺癌形成的風險較高。這些高風險群都有曝露於石棉中的記錄，而其中很多人抽菸還抽得很兇，而石棉則是已知的致癌因子。這個研究包括了一萬八千個人，參與的對象被投以貝他胡蘿蔔素（每日三十毫克）、維生素A、貝塔胡蘿蔔素與維生素A兩種、或是安慰劑。讓這些研究人員既驚訝又沮喪的是，和投以安慰劑的一組相較，服用貝他胡蘿蔔素與維生素A的人死於肺癌的比例要高出百分之二十八，死亡率一般要增加百分之十七。這個結果毀滅性太大了，所以研究被提前二十一個月中止。

此外，另一個令人失望的研究裡，超過二萬二千名參與了醫師健康研究的醫師，被指定每天服用五十毫克的貝他胡蘿蔔素或是安慰劑，來決定貝他胡蘿蔔素是否能降低心臟病形成的機率。雖說有大量的研究都指出食用含豐富貝他胡蘿蔔素食物的人罹患心臟病的機率最低，但是服用貝他胡蘿蔔素補充品似乎沒能產生任何效果。

那麼這些統計數字到底代表什麼意義？首先，請記住，當貝他胡蘿蔔素是透過食物攝取時，它是和其他類胡蘿蔔素及植物生化素一起被攝取的，所以稍早研究裡所指出的保護效果有可能是其中一種，或是所有成分綜合產生的。

其次，有批評爭論，研究中參與者被投用的貝他胡蘿蔔素是合成的，和食物中所含的貝他胡蘿蔔素，及體內所利用的不盡相同。他們認為，由天然植物所萃取的貝他胡蘿蔔素就不會產生同樣的不良效果。這理論是否正確仍有待觀察。

我有自己的一套看法——我相信CARET研究本身的設計就不周延。這些參與者本身就是活動炸彈，他們曝露於石棉中，更糟的是還抽菸（很多參與者還高度酗酒），這些都特別的致命。所以要在這組人身上造成不同的結果，可能本來就太遲了。

我也相信，就某些例子而言，這種補充品本身就可能加速早已存在之癌症的惡化，原因如下：在體內，貝他胡蘿蔔素被分解成較短的鏈形化合物（像維生素A及相關的維生素A群），擁有非常精確的功能，而某些異常的化合物則可能有不正常的功能。

這些異常的化合物以小小的高濃度聚合型態被發現，對大多數人而言，這些通常不具傷害性。但是這些異常的化合物一旦在肺部和香菸或是石棉結合，就可能促進惡性細胞的生長。這段文字旨在說明，如果你抽菸，或是／並且暴露於石棉之中，就不應該服用貝他胡蘿蔔素補充品。既然由食物攝取而來的類胡蘿蔔素不會提高抽菸人士罹患癌症的機率（事實上，還可能使機率下降），那麼就請多吃份量足夠的新鮮蔬果吧！

那麼，不抽菸的人情形如何呢？他們應該吃貝他胡蘿蔔素嗎？完全沒有任何證據顯示服用貝他胡蘿蔔素補充品（即使是高劑量的補充品），會對身體造成任何傷害。但是問題是，服用的話有幫助嗎？我相信，如果想要服用類胡蘿蔔素補充品，就應該服用綜合性的類胡蘿蔔素，包括食物中通常都會發現的幾種不同類胡蘿蔔素。這是身體習慣處理來自食物之類胡蘿蔔素的方式，也是比單吃一種類胡蘿蔔素要接近自然的方式。

對於貝他胡蘿蔔素雖然有一些負面報導，但是也有一些正面的發現，最引人注目的是貝他胡蘿蔔素對老年人的免疫力有增強的效果。USDA人類營養中心老化所的蜜雪兒山多斯（Michelle Santos）博士發表，六十五歲至八十六歲老年人每日長期服用五十毫克的貝他胡蘿蔔素免疫細胞活動力會變強，與比他們年輕二十歲左右的人相近。特別值得一提的是，他們的天然殺手細胞活動力大增，這件事意義非常重大，因為這些細胞正是對抗癌症的戰鬥群。天然殺手細胞會一直監視我們體內是否有可能引起癌症之異常細胞在成長。一旦異常細胞被偵測到，天然殺手細胞馬上就會在異常細胞擴散前，先加以攻擊。最近，有一個小規模的研究顯示，綜合性的類胡蘿蔔素對女性而言，提振免疫系統功能的效果更勝於貝他胡蘿蔔素補充品。

還有一些事實顯示，食物中發現的每一種類胡蘿蔔素，都有不同的好處，只是，這項事實還缺乏確實的證據。舉例來說，一些研究指出，在胡蘿蔔和南瓜裡發現的阿爾發胡蘿蔔素對癌症的效果可能比貝他胡蘿蔔素還好。這項研究在實驗室動物及試管實驗上，對防範致癌物質引發癌症效果好得出奇。但是，用在人類身上是否還能有相同效用仍然有待觀察。

另一種在木瓜、桃子、橘子及柳橙中發現的類胡蔔素——隱黃素，可以對抗子宮頸癌。一九九三年的一項研究顯示，沒有癌症的女性這種類胡蘿蔔素的濃度比患有子宮頸癌的女性要明顯要高出許多。當然了，這項研究不足之處在於，這些含有豐富隱黃素的食物裡，也含有其他有益的植物生化素，這些物質對癌症也有功效。

這裡提到的科學是軟性的，沒有單純的是非或固定的答案。

茄紅素

茄紅素是讓番茄色彩紅豔的類胡蘿蔔素，可能也可以保護男性對抗一種最常見的癌症——攝護腺癌。

攝護腺很小，這個只有胡桃大小的腺體位在睪丸及膀胱之間、直腸之上。攝護腺會製造精液，也就是攜帶精子的液體。對男性而言，攝護腺癌是僅次於皮膚癌的最常見癌症。在美國，每年有超過二十萬人被診斷出患有攝護腺癌，而每年死於攝護腺癌的人數在四萬人左右（**編註：**根據台灣最新的癌症登記年報，二〇一五年攝護腺癌的新增病例為五千一百零六例，高居男性癌症的第五位，死亡人數亦有一千二百三十一例）。新被診斷患有攝護腺癌的患者，年齡多在五十五歲以上，而平均的發病年齡則是七十歲，所以說，這是個和老化相關的疾病。

和其他癌症一樣，飲食對於預防攝護腺癌似乎有其關鍵重要性。哈佛大學醫學院艾德華吉歐梵努奇（Edward Giovanucci）博士就主導過一個長達六年，針對四萬八千名男性醫師進行的研究。研究人員發現，每週都吃兩次以上番茄、番茄醬或比薩的人，和那些不吃這類食物的人相對照，罹患攝護腺癌的危險性要減少百分之二十一至百分之三十四。這些食物全都含有豐富的茄紅素，這是人類血漿中最普遍的一種類胡蘿蔔素。而有趣的是，比薩似乎又是可以提供最多保護作用的食物。研究人員懷疑，茄紅素或許在與脂肪一起烹調後，吸收較好，比薩中的油及乳酪就是例子，新鮮的番茄並不是最好的茄紅素來源。

雖說還有待證明，不過，茄紅素在體內的作用可能類似抗氧化物。事實上，試管研究結果已經證明茄紅素是一種比貝他胡蘿蔔素要強的抗氧化物。此外，還有其他證據可以證明茄紅素的保護力還能延伸到攝護腺以外的範圍。以色列的賓可力安大學（Ben Gurion University）及西羅卡醫學中心（Seroka Medical Center）的試管測試顯示，茄紅素可以抑制癌症細胞的成長，種類包括乳癌、肺癌及內皮組織的癌症細胞。動物若被餵食致癌物質，茄紅素也可以阻止癌症惡性腫瘤的生長，而一般也大多認為茄紅素對人類應該也具有相同的效果。

無論如何，大多數的研究人員還是認為，在現在建議男性攝取茄紅素補充劑來防癌不是成熟的時機，因為我們還不確定有防癌功效的是茄紅素本身、或是茄紅素加上番茄裡面某些其他營養素一起產生的綜合效果。話雖如此，請男性在飲食中多吃點以番茄為食材的食物總是個聰明的做法。研究人員的重心雖然放在茄紅素上，但是，有抗癌效果的有可能來自番茄裡其他尚未被確認的成分。如果你不喜歡番茄，則石榴、紅色果肉的葡萄柚及西瓜裡也有少量茄紅素存在。

類胡蘿蔔素讓你有好視力

飲食中含很多菠菜及綠色葉菜可以預防黃斑部退化症，這是年過四十歲的人口中眼盲的首要原因。

黃斑部是視網膜上的小窩，負責中樞視力，寫字、縫紉、開車及分辨顏色都需要它。黃斑部退化症是一種很常見的病症。醫學證據顯示，六十五歲以上的人口有百分之六十五患有此症。黃斑部退化症的成因不明，但懷疑和自由基的損害有關，這種傷害是因為長期曝露在可見光源及紫外線照射下。幾個動物實驗都顯示，當動物被剝奪抗氧化物時，很多物種，包括人類在動物王國的近親靈長類，都有視網膜退化的趨勢。研究也顯示，曝露於明亮的光源會加速動物的視網膜退化現象。黃斑部退化症沒有有效的治療方法，不過，最近有研究人員提供了一線希望的曙光。兩種類胡蘿蔔素，葉黃素與玉米黃素似乎可以預防此病狀的產生。

根據哈佛大學醫學院在喬安娜西敦（Johanna M. Seddon）博士的指導下進行的一個研究顯示，飲食中含豐富菠菜及綠色羽衣甘藍菜的人，實際上產生老化性黃斑部退化症的情形比較少。特別有趣的發現則是，菠菜及綠色羽衣甘藍菜是葉黃素與玉米黃素絕佳的食物來源。在眼中的視網膜黃斑區域，只有發現兩種類胡蘿蔔素以高濃度存在。

研究人員猜測，保護黃斑部對抗自由基傷害的，可能就是這兩種類胡蘿蔔素。有趣的是，攝取維生素C及E並沒有顯示有降低黃斑部退化症形成的危險性；而就我們所知，這兩種維生素可以保護眼睛對抗白內障。在這裡，我想再次強調，葉黃素與玉米黃素的補充劑，效果並不如含這兩種類胡蘿蔔素的食物來得好。要知道補充劑到底有沒有幫助需要進一步的研究。我的忠告則是，多吃大量的蔬菜水果，尤其是綠色的葉菜。

如果你因為討厭蔬菜水果而不吃，或者對黃斑部退化症特別擔心，可以吃綜合性的類胡蘿蔔素補充劑，這種補充劑成分中除了一些其他的類胡蘿蔔素外，應該包括少量的葉黃素與玉米黃素。我們還不知道透過這種方式攝取類胡蘿蔔素是不是和藉由食物吸收一樣有效，不過我的想法是，反正聊勝於無。

雖說類胡蘿蔔素以補充劑的方式攝取效果仍具爭議，但是這絕對無損食用大量蔬菜水果對於人體的重要性。要提升抗氧化物網絡的功能，食物是最安全、有效的方式之一。食物可以強身治病。如果你吃的蔬菜水果不足，或者，你根本不知道哪些蔬果是最佳的抗氧化物來源，請你一定要翻閱第十三章，這個章節會讓你明白，把抗氧化物納入飲食裡是一件多麼輕鬆容易的事。

Chapter 11

硒
——令人驚奇的礦物質

硒的抗氧化奇蹟

- 硒不是抗氧化物，但卻是兩種重要抗氧化性的基本組成成分。
- 硒也會和維生素E一起協力作用。
- 硒可以防護多種不同的癌症，包括肺癌、攝護腺癌及結腸癌。
- 居住所在地的土壤中含硒量若過少，則居民死於中風及心臟病的危險性就會升高。

派克博士的抗氧化處方

- **建議劑量**：每天 50 至 100 毫克。
- **派克計畫**：每日 200 毫克。
- **攝取來源**：體內無法自行合成，需要透過食物及水獲得。食物中硒的來源有蒜頭、洋蔥、小麥糠、紅葡萄、花椰菜及蛋黃。

硒（Selenium）剛好應了一句俗話：「重質不重量」。硒雖然是一種微量礦物質，但卻能提供有力的保護以對抗許多疾病。對抗氧化物網絡來說，硒也扮演著重要的支撐地位。

少量的硒對身體有益，但是劑量一高，就轉成毒藥。我所建議的劑量，還穩穩地在安全及有益的範圍裡。

硒發現於一八一七年，但直到一九五七年前，還不被認為對人類及動物有任何重要性。直到最近二十年，我們才因為它在抗氧化物網絡中扮演的重要地位，開始認可它的重要性。

這種礦物質總是不斷帶給我們驚喜。硒雖然不是抗氧化物，但對於幾種會對抗氧化物網絡產生影響的酶而言，卻是不可或缺的。這些酶包括了谷胱甘肽過氧化酶（glutathione peroxidase）與硫氧還蛋白還原酶（thioredoxin reductase）。谷胱甘肽過氧化酶是一種會還原谷胱甘肽的酶，對於去除硫辛酸過氧化酶副產品的毒素而言極為重要，而硫氧還蛋白還原酶，則會還原維生素C。硒還可以和維生素E一起協力作用，這兩種物質結合起來後的效果比任何一種單獨作用時更為強大。

硒的每日建議劑量為男性每日七十五毫克，女性則是五十五毫克。很多美國人每天的餐飲裡，連這種微量都達不到。

硒的攝取量不足對健康是危險的。不管是對含豐富硒之食物的攝取不足，或血中硒濃度不足，都與心臟病突發、中風及多種癌症的風險率提高，有極為強烈的關連。

硒與心臟病的關連

食物及水中硒的含量因地域性而有所差異，而這差異性來自土地中的硒含量。克利芙蘭診所的謝恩伯格很早就肯定硒在人類健康上扮演的角色了，他發現在美國，如果居住在土地含硒量低的州，死於心臟病的機率比居住在土地含硒量高的州要高出三倍。含硒量貧乏的州包括康迺迪克州、伊利諾州、俄亥俄州、奧勒岡州、麻塞諸塞州、羅德島、紐約州、賓夕法尼亞州、印第安那州、德拉瓦州及哥倫比亞特區。

如果你所住的區域含硒量很低，可以考慮搬到科羅拉多州的泉水市（Colorado Springs），那裡土地的含硒量最高，心臟病的死亡率也是全美最低的。

「硒的優勢」不是只有美國才有，而是放諸世界皆準。芬蘭一個很有名的研究顯示，居住地區飲用水的含硒量最高的，死於心臟病的比例比含硒量最低的低非常多。

硒是怎樣保護心臟的呢？有好幾種解釋。首先，硒是抗氧化物酶活動時不可或缺的物質，而這種活動可以去除細胞膜腐敗脂肪的毒素。有好幾種酶需要用到硒，而在需要的時刻，這些酶對硒的依賴程度更高。

Chapter 12
實現抗老化的奇蹟
——達到最佳健康狀態

抗氧化物網絡的奇蹟

- 讓身體保持年輕。
- 提高對抗癌症的天然防禦力。
- 預防甚至治療心臟病。
- 讓心智敏銳。

- 預防心臟病
- 預防癌症
- 保持腦部的活力
- 減緩老化過程

透過飲食與補充品提振抗氧化物網絡，對壽命及生活品質有著深遠功效。要健健康康的老化，關鍵就在於強化保持身體健康的工具。而拜抗氧化物新認知之賜，我們現在可以享受更長、更快樂，也更充實的老年生活。

抗氧化物網絡可以提振身體對抗疾病的天然能力，藉由保持細胞的年輕，來維持我們的青春活力，讓我們的心臟健康、腦部功能在巔峰狀態下作用。

在前面的章節裡，我已經描述過每種抗氧化物及抗氧化物提振物質的優點，也強調它們個別的特色了。

現在我想向你呈現的是整個抗氧化物奇蹟整體展現的力量。你會看到，抗氧化物網絡聯合起來可以如何預防，甚至治療最常見的健康問題：心臟病、癌症、逐漸退化的腦功能以及老化現象。

預防心臟病

堅強的抗氧化物網絡可以提供威力強大的保護力，對抗男性與女性的頭號殺手——心臟病。心臟病幾乎是一種老化的疾病，主要在人邁入中年之後上身。事實上，每兩個人當中，就有一人死於心臟病。心臟病高居三十九歲以上男性死亡原因的榜首。到了六十歲以後，它也成為女性死亡原因的榜首。

心臟病的第一個徵兆就是心臟病發作，然而，在心臟病還沒發作之前數十年，傳送血液到心臟的動脈血管就已經開始堆積硬塊了。日積月累下來，硬塊繼續成長，開始實地阻礙連接心臟的血管。

生活型態也是心臟病是否致死的重要原因。抽菸、飲食不良、慣於久坐及充滿壓力的生活型態也是引發心臟病的原因。富含抗氧化物的飲食加上我的補充品療法，可以讓你的心臟既健康又強壯。

特別一提的是，硫辛酸、維生素E家族、維生素C、輔酵素Q_{10}及類黃酮素，應該可以讓你在維持心臟健康上造就天壤之別。

雖說所有的網絡抗氧化物都很重要，不過研究開始顯示維生素E是對心臟最有功效的維生素。四十多年前，我的友人兼同事塔裴爾就發現了維生素E可以預防油脂產生過氧化的情況。過氧化現象是由自由基所引起，會對體內的油脂及蛋白質造成傷害。今天，我們相信油脂的過氧化現象是心臟病的起因。

如果油脂過氧化是心臟病主要的起因，而維生素E可以預防過氧化現象，那麼透過食物及補充品攝取最多維生素E的人，罹患心臟病的機率應該會最低，這點推論應該是有道理的。經過了數十年的研究，大多數不同研究人員獲得的也正是這個結論。

維生素E愈多，心臟病愈少

歐洲有一個重要的研究範圍廣及了二十種不同的、跨文化的族群。在研究中，科學家發現，居住在北歐的人死於心臟病的機率遠大於居住在南歐的人，而這其中差異性大到嚇人。北歐死於心臟病的人口，每十萬人中，每年約有三百五十至四百人；南歐的比例則是每十萬人，每年約一百人。為什麼北歐死於心臟病的比例這麼高，而南歐這麼低呢？這個問題的答案有好幾種，但全都指向維生素E拯救心臟的能力。

首先，研究人員發現，高膽固醇與心臟病的死亡有直接的關連性。族群中血中膽固醇濃度最高的，死於心臟病的風險就最大。這是有意義的，因為血中膽固醇濃度高意味著低密度脂蛋白（也就是壞膽固醇）就愈高，這種情形最容易引起過氧化現象。

研究人員也發現，族群中血漿中維生素E濃度最高的，死於心臟病的比例最低。這個發現反應了一點：健康的南歐飲食，也就是所謂的地中海式飲食含有豐富有益的維生素E，像是橄欖油、綠色蔬菜及各色水果，也有較多含豐富抗氧化物的食物及飲品。

當研究人員比較了八個血中膽固醇平均濃度相同的族群時，發現血液中維生素E濃度最高的，心臟病的比例最低。不管他們怎麼去玩這些數字，出頭的英雄總是維生素E。

至今關於維生素E優點最具戲劇性的研究，是在一群被診斷有過一次心臟病病史的患者身上進行的。在劍橋的心臟抗氧化物研究（簡稱CHOAS）是一個雙盲、控制安慰劑的研究，研究對象是二〇〇二位被診斷患有心臟病的病人。研究進行時，病人被投以維生素E補充品或安慰劑。在五百一十天裡，研究人員發現，服用維生素E的患者發生心臟病的次數比服用安慰劑的一組，足足減少了百分之七十七。有了這樣好的成果，研究人員決定終止研究，並開立維生素E給所有的患者。

維生素E家族中的阿爾發生育酚，被相信可以防止低密度脂蛋白氧化。但是這並不是維生素E保護心臟的唯一方式。在第五章裡，我曾描述最近的一個研究顯示，維生素E家族中的生育三烯酚，可以慢慢地清除冠狀動脈裡累積的硬塊。在研究中，醫師給頸動脈狹窄症或是頸部動脈阻塞的患者生育三烯酚或是安慰劑。結果驚人，被投以生育三烯酚的患者有百分之九十四情況有改善，或是穩定了下來。而控制組裡則無人有改善的現象，有一半以上的人病情還惡化了。所以，在針對運送血液到心臟的動脈來說，生育三烯酚極有可能會有相同的神奇效果。

維生素C及類黃酮素改善血液循環

維生素E不是單獨作用的，因為維生素C是一種網絡抗氧化物，可以還原維生素E，所以對心臟的健康就非常重要了。加州大學的詹姆士因斯沖姆就主導了一個主要的研究，每天吃掉超過五十毫克維生素C的人，死於心臟病死亡的風險比不吃的人低

皮膚癌的病例數量會竄升絕非偶然。而肺癌會超越乳癌成為美國女性癌症的首號殺手也非意外，你可以追蹤第二次世界大戰後女性肺癌病例上升的數量，然後和女性抽菸人口增加的情形做個對照。癌症或許是一種複雜的病症，但是，要預防癌症並不複雜。

透過本書，我已經描述過數量眾多的研究了，而這些研究都清楚的顯示，飲食中含有豐富抗氧化物的人，或是攝取抗氧化補充品的人（程度較少），罹患癌症的比例都有巨幅的減少情況。雖說，研究含豐富抗氧化物飲食與降低癌症罹患率的例子很多，但是，研究抗氧化補充品的例子卻很少。

抗氧化物雖然不是治療癌症的神奇靈藥，但是有充分的證據足以證明抗氧化物在對抗癌症上扮演了重要的角色。網絡抗氧化物及其強化劑可以在癌症形成之前，就提高身體對抗癌症的能力。藥物的目的是要消滅疾病，抗氧化的目的不同，它的主要工作是要強化身體本身對抗疾病的防禦機制。

抗氧化物強化抗癌能力的方式有幾種。癌症有很多不同的形式，但是，基本上都和細胞不正常的生長有關。不管病因為何，癌症的病程是由細胞產生變異，開始瘋狂的繁殖開始。如果這些癌症細胞在體內生長，就會攻擊健康的細胞，掠奪它們的養分。就意義上來說，癌症細胞是把我們活活餓死的。

自由基對DNA的傷害以及每個細胞中的基因物質，都能夠讓細胞產生變異，開始不規律的分裂。就最基本的層面來看，抗氧化物做的是保護基因免於自由基的攻擊。強健的抗氧化物防禦系統可以在自由基攻擊DNA之前，就先予以終止。

抗氧化物提升免疫系統

抗氧化物也可以增強免疫系統掃除癌症細胞的能力。舉例來說，高攝取量的維生素C和E都和許多不同類型癌症的低罹患率有關。我相信這些抗氧化物是有效的，因為它們可以提振免疫力。我們的免疫系統功能不僅只有提供保護，對抗感染性疾病而已，它最主要的功能之一就是緊緊的盯住癌細胞，在它們造成危害之前，先予以摧毀。如果免疫系統夠活躍，應該能夠在癌細胞造成傷害前先把它消滅。不過，當我們漸漸老化，而網絡抗氧化物（像是谷胱甘肽及輔酵素Q_{10}）的濃度逐漸下滑時，免疫功能就大打折扣了。而此時，形成癌症的風險也就大幅提高。抗氧化物補充療法，尤其是維生素E，已被證明在老年的人和動物身上都有活化免疫功能的作用。無庸置疑，這個免疫功能的生力軍發揮作用，也就意味著可以提供更好的保護作用，對抗癌症。

抗氧化物控制基因

抗氧化物還有更深入的影響，可以幫助身體避開癌症。如同稍早曾經提過的，抗氧化物可以啟動或關閉控制細胞生長的基因。細胞本身沒有任何主見，控制它、告知它何時該確實採取何種動作的是基因；而基因要傳送訊息給細胞，就必須先被啟動或關閉。自由基和致癌物質可以啟動壞的基因，讓這些壞基因產生變異通告。而抗氧化物可以關閉這些壞基因。事實上，我已經可以預見新一代癌症的治療法，就是加強抗氧化物的能力，在癌症最基本的層面上予以控制。

抗氧化物對有癌症家族病史的癌症高危險群有很大的功效。一般相信，某些特定的癌症會從父母遺傳給孩子。這些特定類型的癌症有某種特定的基因——舉例來說，結腸癌有種特定的基因，而乳癌則有一些其他的基因。話說回來，就大多數病例來看，你並不會遺傳某種特定的癌症，你遺傳的是基因上的弱點，而這些基因會控制身體天然的排毒系統。意思就是，經過一段時間後，你的身體會失去對抗致癌物質的能力，因而容易受到很多不同類型癌症的攻擊。

抗氧化物提升排毒系統功能

幾乎有一半以上的美國人，其兩種重要性的排毒系統並未達到最佳的組合情況，那就是谷胱甘肽及細胞色素（cytochrome P450）族群。當我們逐漸老去，這些天然的保護系統就會因負擔過重而疲乏。但是好消息是，抗氧化物網絡，尤其是硫辛酸，可以擔負起兩種重要的保護角色。首先，它可以提高谷胱甘肽的濃度，補強遺傳而來的弱點。其次，它可以啟動一種叫做凋零作用的過程，讓壞細胞在這過程中自行摧毀，不會影響到其他健康的細胞。

普口研究檢視了飲食及癌症的關係，並獲得了一些重大的發現。從這些研究中我們得知，茄紅素，也就是在番茄中發現的一種抗氧化物，可以提供強大的保護，對抗攝護腺癌。我們也得知，喝綠茶的人比不喝的人，罹患癌症的機會低很多。綠茶是絕佳的類黃酮素來源。我們還知道，十字花科類蔬菜，像是花椰菜及甘藍菜裡含有特殊的抗氧化物，可以抑制腫瘤的生長。在第十三章中，我會另闢專文進一步說明這些食物中有抗癌潛力的抗氧化物。

目前在使用單種抗氧化物來治療癌症方面出現了一些有趣的資訊：

- 生育三烯酚是維生素E家族中的一員，在試管研究中證明了它可以**抑制乳癌細胞的生長**。
- 根據《美國國家癌症研究所期刊》中一個新研究的報導，每天攝取五十毫克以上維生素E的男性，**罹患攝護腺癌的機率會減少百分之三十二，而死於攝護腺癌的機率則減少百分之四十二**。
- 在與美國國家癌症研究所合作的一個主要研究中發現，攝取硒的人**罹患癌症的比例很低，尤其是肺部、攝護腺及結腸**。
- 研究人員指出，將輔酵素Q_{10}與其他療法併用，**在治療末期乳癌上獲得了極佳的療效**。

很明顯的，抗氧化物是身體檢查及平衡的天然系統，控制癌症的形成及擴散。透過食物及補充劑的攝取，保持強健的抗氧化物網絡、減低曝露於致癌物質中的機會，可以讓二十一世紀的新癌症病例出現數量明顯下滑。

保持腦部的活力

在我們出現第一絲白髮，或是第一條皺紋之前，通常會先經歷最早的老化現象——沒記性，也就是喪失短暫性記憶。很多人在四十歲以前發現自己的記憶力沒像以前那般好，常記不住人名，或忘了車鑰匙放哪裡。在現實生活中，這類狀況雖然惱人，但是卻不是另一種嚴重得多的疾病（像是阿茲海默症）的徵兆；但是這並不代表你不如從前聰明，這種現象只是代表腦部已經開始磨損罷了。保持最佳的網絡抗氧化物濃度，可以幫助你減少這種現象，甚至可能讓這類症狀消失，恢復從前的記憶力。更有證據顯示，網絡抗氧化物可以預防這些小問題轉成與老化相關的嚴重腦部疾病。

腦部特別容易受到自由基的攻擊，原因有二：首先，腦部是各種活動的溫床，它從未停止工作。腦細胞需要經常穩定的血液及氧氣供應才能製造能量，這更增加了自由基產生的機會。其次，腦部有百分之五十是脂肪，很容易產生油脂過氧化的情形。在我們老化的同時，腦部的荷爾蒙及其他化學物質也會隨著減少，而腦部正是主控記憶、學習及理解力的單位。

按照我在派克計畫中建議的，只要透過食物及補充劑補充抗氧化物，就可以幫助腦部再度取得抗氧化優勢，讓你的心智保持敏銳。

有幾個研究已經可以證明抗氧化物在腦功能方面真的具有卓效。

銀杏葉有助記憶力及敏銳性

在所有的抗氧化物及提振物質中，銀杏葉這種類黃酮素因為成為腦部抗氧化物而聲名大噪。在歐洲，銀杏葉通常被當成處方，用來治療因腦部血液循環不良引起的心智問題，像是注意力集中困難、記憶力不佳、抑鬱及焦慮。在美國，銀杏葉是最暢銷的藥草之一。

銀杏的功用是幫助控制一氧化氮這種重要的自由基。一氧化氮可以調節腦細胞間的溝通情況，是使我們專注、幫助我們學習新資訊的裝置，也可以幫助維持記憶力。但是一氧化氮如果沒能嚴加控制，就會對腦細胞產生嚴重的傷害。歐洲對銀杏葉做過很多研究，而許多研究都指出，銀杏葉對記憶力及敏銳性有正面的效果。銀杏葉萃取物被試用在有失智症狀（由中風引起或患有阿茲海默症）的患者上，有些肯定的效果。

維生素E保護腦細胞對抗自由基

動物實驗及試管研究已經明白的顯示，維生素E可以保護腦部細胞對抗自由基攻擊，進而預防阿茲海默症。維生素E也被發現可以減緩阿茲海默症患者心智退化的過程。我們雖然不了解阿茲海默症的病因，但是相信這病症即使不是由自由基所引發，但自由基在整個過程裡也一定脫不了關係，而阿茲海默症和其他腦部的退化性疾病都一樣。和沒有患阿茲海默症的人比較起來，阿茲海默症的患者腦部組織的油脂過氧化濃度都會偏高，這是氧化性傷害的症狀。我們在我的實驗室裡做過很多實驗，結果都顯示維生素E（和另一種脂溶性抗氧化物輔酵素Q_{10}一起）可以減少腦部油脂過氧化的情況。

很多研究人員懷疑，自由基對神經元的傷害，可能會抑制神經細胞產生適當濃度之神經傳導元及腦部其他化學物質的能力，而這些物質經過作用可以幫助腦細胞溝通。當我們逐漸老去，體內神經傳導元的製造情況也會自然下滑，這正是腦部正常老化的因素。不過，對阿茲海默症的患者來說，這種下滑的速度很激烈。我衷心希望，大家能早點開始攝取抗氧化物，以預防晚年會發生的某些腦部損害。

硫辛酸可預防與中風相關的腦部傷害

硫辛酸現在知名度雖然還不高，不過我相信不需太久，硫辛酸就會擠下銀杏葉和維生素E，成為腦部最有名的抗氧化物保健品。在我的實驗室裡，我們用硫辛酸來測試有中風情形的動物，結果相當不錯。我們已經證明，硫辛酸可以完全預防與中風相關的腦部傷害，這種傷害主要是由自由基所引起。如果硫辛酸可以在自由基強急性攻擊時避免腦部的傷害，就像實驗時中風的狀況時，那麼我相信，在經過一段時間以後，它也可以保護腦部，避免受到每天正常經歷的自由基攻擊。

輔酵素可減緩常見的老化性腦部疾病

我得知有一個研究指出輔酵素Q_{10}可以提升網絡中維生素E的濃度，進而減緩或甚至恢復一些常見的老化性腦部疾病。在富林特畢爾博士的指導下，麻省總醫院的研究人員給實驗室鼠一種叫做丙二酸酯（malonate）的毒素，這種毒素會殺死腦細胞。這些老鼠經過特別的培育，患有肌萎縮性側索硬化症（ALS）。當實驗鼠的腦部被施打一劑丙二酸酯毒素時，患有肌萎縮性側索硬化症的老鼠腦部會造成很大的損害，迅速摧毀腦組織，而使老鼠很快死亡。不過，當畢爾博士在丙二酸酯毒素中加入輔酵素Q_{10}時，老鼠腦部受損的實際情況就沒那麼嚴重，平均多活了八天。這個研究證明了輔酵素Q_{10}即使在最嚴厲的氧化壓力測試環境下，也可以保護腦細胞。對我來說，這表示輔酵素Q_{10}應該可以在更正常、而不那麼嚴峻的正常老化腦部環境裡，幫助控制自由基的攻擊。

Part 4

派克計畫
打造適合你的抗氧化奇蹟

Chapter 13

抗氧化大餐
——食補效果好

科學家發現某些特定食物似乎比較有對抗疾病的功用。不容否定的是，食用大量植物性食物的人，比食用傳統西方食物的人活得久、活得健康。

- 蘋果
- 莓類
- 胡蘿蔔
- 柑橘類水果
- 十字花科蔬菜
- 乾燥水果
- 蒜頭和洋蔥
- 綠色蔬果
- 紅葡萄及葡萄酒
- 麻油和芝麻
- 黃豆食品
- 菠菜
- 地瓜
- 番茄
- 茶
- 薑黃
- 核桃
- 冬南瓜

要保持體內抗氧化物網絡的強健與效率，我們一定要經常補充時時刻刻因為正常活動所損耗的抗氧化物。我們的飲食可以讓體內抗氧化物優勢的維持能力有懸殊的差異，讓身心在最佳狀態發揮功能。

每日七至十份含豐富抗氧化物的蔬果

為什麼一個像我這樣正統嚴謹的科學家會對食物產生興趣？我必須承認，曾經有一度，我對飲食這樣基本的東西甚至可能比我們科學家們在實驗室中創造出來的奇蹟更重要，感到有些不悅，今天我就比較能理解了。

很諷刺的是，二十世紀的美國即使擁有令人目眩、超高科技的醫學突破，但是美國人死於與生活型態相關的疾病，像是心臟病、癌症、中風及糖尿病等，卻比貧窮國家的人高出二至四倍。為什麼？原因常常就在我們的餐盤上。

直到不久之前，現代的西方醫學都還忽略了飲食與疾病間的關連，科學家們一心只想著如何找出可以把疾病從這星球上掃蕩出去的神奇子彈。毫無疑問的，這些現代的奇蹟的確大幅改善了我們的健康情況，不過也給了人一個錯誤的印象，就是不論患了多嚴重的病，治療方法總是可以在一所設備精良的實驗室裡找到，強調以高科技解決一般的疾病，完全漠視了生活型態在維持健康上所扮演的角色。在第二次世界大戰之前，關切食物與健康關係的人了不起被認為是趕食物潮流的人，最糟的，還被說成是食物狂好者。快餐店提供了高度處理過、高油脂的食物，造成一片風行。漢堡、炸雞塊及薯條是時髦的東西，進駐商店，而新鮮的蔬菜水果就被踢了出來。飲食被認為毫不重要，甚至連提供營養學分修習的醫學院都少得可憐。

雖然醫師們口頭告誡人們飲食要均衡，但是能真正明白的人實在很少。事實上，在那個時代，連醫師們都和病人一樣沉迷於一些不益健康的習慣，像是抽菸。

在這同時，拋開卓越的醫學知識不說，美國和西歐心臟病和癌症開始大量出現，讓一大堆研究人員開始傷腦筋，想著到底是為什麼。更讓人受到打擊的，這種情形在世界其他地方並沒有發生。很多研究都顯示，居住在沒有如此豐足富裕國家的人們，他們的飲食裡有豐富的全穀及未經加工的蔬菜水果，他們罹患心臟病及癌症的比率就比這些富有、先進的國家來得低。

首先，很多主流的科學家都將這些發現當作巧合，或是解釋為某些族群的基因可能比較容易形成某些疾病，而把發現棄之不理。但是一些更有見地的科學家們開始比較仔細的來看這些研究，他們發現某些特定食物似乎比較有對抗疾病的功用。不容否定的是，食用大量植物性食物的人，比食用傳統西方食物的人活得久、活得健康。

正統的科學家們是第一次以這些臻於致境的技術開始研究這類植物性食物，這些

我了解，不是每個人都不挑食的。因此，我列了範圍廣大、含豐富抗氧化物的蔬果名單，讓大家選擇。

在大多數的例子裡，新鮮的蔬果是維生素、礦物質及其他植物生化素最佳的來源，除了維生素C之外。維生素C相當脆弱，在運送及食物處理時，很容易流失。但是，冷凍乾燥產品，像是柳橙、葡萄柚及蔓越莓果汁所含的維生素C，卻可能比生鮮水果狀態時還高。

以下就是一些和新鮮蔬果相關的建議，這些蔬果都是重要的抗氧化物絕佳的來源。要維持抗氧化物網絡的強健，以下推薦的這些食物，每天請盡量食用七至十份。吃東西不應該是件討厭的瑣事，我也不要你去擔心吃的份量。只要記得，所謂的一份，大約等於一個中等大小的水果，或是二分之一杯煮過或是生食的蔬菜。

蘋果──低膽固醇，保護防癌

類黃酮素有力的組合可以增強維生素C在抗氧化物網絡的活動力，而纖維素或許是蘋果之所以有以下說法的原因：「每日一蘋果，醫生不聯絡。」

從一九六五年開始，芬蘭位於赫爾辛基的公共衛生機構研究人員追縱了九千九百五十九位男性與女性的飲食習慣，這些對象當時都沒有癌症，年齡則介於十五歲至九十九歲之間。到了一九九一年，這些被追蹤的人中，有九百九十七人被診斷患有癌症，其中一百五十一人是肺癌。當研究人員把罹患癌症與沒有患癌症的人的飲食拿來對照時，發現經常吃含有豐富類黃酮素的人比那些飲食中不含豐富類黃酮素的人，罹患癌症的可能性要低了百分之二十。不僅如此，喜歡類黃酮素的人發生肺癌的機率也低了百分之四十六。特別值得一提的是，蘋果被發現擁有極高的預防功用。洋蔥則是第二名，效果很接近。研究人員推測檞皮酮（quercetin）或許是這些食物中神祕的抗癌成分。檞皮酮是一種類黃酮素，在蘋果和洋蔥中，含量都非常豐富。

蘋果不僅可以抗癌，還可以抗心臟病。蘋果中含豐富的果膠，這是一種可溶性纖維，已被證實可以降低血中膽固醇的濃度。

莓類——對視力佳、含有抗癌化合物

莓類，尤其是藍莓、山桑子（bilberry，美國藍莓的近親）以及草莓，不僅滋味鮮美好吃，也是天然植物生化素的優質來源。

藍莓含有一種藍色色素，稱為花青素（anthocyanin），在試管測試研究中，是一種很強力的抗氧化物。由美國農業部USDA所主導的一項研究中顯示，每天餵食一些藍莓的老鼠，和沒有餵食藍莓的老鼠比較起來，心理和身體老化的現象都較少。這些研究人員雖然不確定為什麼藍莓會使老化現象減緩，但卻認為可能是因為抗氧化內容所導致。藍莓和蘋果一樣，都是絕佳的果膠來源，可以降低血中膽固醇的濃度。

山桑子是花青素另一個豐富的來源，也是保護夜視能力的一個傳統療法。傳說是這樣的，二次世界大戰時期，英國的飛行員在出夜間任務之前，都會先吃山桑子果醬，以促進夜間視力。花青素也可以保護微小的血管，免於自由基的傷害，還能幫助眼部微血管的循環。

吃草莓也可以防癌。草莓裡面有一種多酚化合物，稱之為鞣花酸（ellagic acid），這是一種天然的抗氧化物，可以阻止自由基的毀滅效果。其他一些水果，像是葡萄柚、櫻桃等也含有鞣花酸。在一個精密的日本研究裡，一組實驗鼠被餵食了多種不同的多酚化合物，而另一組則只餵食了鞣花酸。隨後，兩組老鼠都被曝露在會導致舌癌的強烈致癌物質中。被投以多種多酚化合物的一組老鼠，和不曾餵以任何多酚化合物的控制組相比，罹患癌症的比例低很多。然而，很特殊的是，被餵以鞣花酸的一組，完全沒有罹患上癌症。不僅是老鼠，人類也可以透過草莓來防癌。

在我討論到番茄時，曾經提到並詳加說明的一個著名研究裡，哈佛大學醫學院的研究人員曾經報導過，有四種食物看起來有預防攝護腺癌的效果。由於四種當中有三種是以番茄為基底的食品（像是披薩、番茄醬），所以研究人員和新聞界就完全忽略了第四種非番茄的食物。而未被廣泛報導的就是草莓，吃草莓最多的男性罹患攝護腺癌的風險最低。

俄亥俄州立大學哥倫布校區醫學院的科學家發現，黑色的覆盆子實際上可以降低被餵食致癌物質，而導致食道癌的風險。

這類的研究無非是要證實莓類其實是很有效的抗病食品。重要的是要大家知道，莓類裡含有很多不同的物質，像是纖維、維生素C、類黃酮素等，這些物質早就被證明對於預防癌症及其他與老化相關的疾病頗有效果。此外，莓類裡可能還含有未被發現的化合物呢。所以大把大把努力地吃吧！

胡蘿蔔——保護心臟，預防心臟病發作、預防中風，含抗癌物

胡蘿蔔是繖形科（umbelliferae）植物的一員（和芹菜及歐洲防風草 parsnips 一樣），因為其強力抗癌能力而被美國國家癌症研究所所研究。煮熟的胡蘿蔔中，類胡蘿蔔素——阿爾發胡蘿蔔素的含量之高，幾乎是所有蔬果無法相提並論的（南瓜除外）。阿爾發胡蘿蔔素已被證實是強力的抗癌物質，事實上，它還可以抑制動物身上癌症腫瘤的生長，效果遠比貝他胡蘿蔔素為佳。

女性朋友注意了：胡蘿蔔可以幫助妳預防中風。根據哈佛大學針對八萬七千名女性護理人員所做的食物攝取研究顯示，每週吃五份或五份以上胡蘿蔔的人，中風的機

率比每月只吃一份的人，低百分之六十八。

胡蘿蔔中也含有豐富的貝他胡蘿蔔素，根據許多普口研究顯示，食物中含有貝他胡蘿蔔素可以降低罹患癌症及心血管疾病的風險。貝他胡蘿蔔素是類胡蘿蔔素中少數含有維生素A原（provitamin）的一種，說得明白些，也就是當身體有需要時，就可以在體內轉成維生素A。

雖然說，我是個不折不扣的抗氧化物專家，不過我很快就承認，胡蘿蔔的好處並非只有類胡蘿蔔素。胡蘿蔔也是絕佳的鈣果膠酯（calcium pectate）來源，鈣果膠酯是一種可溶性的纖維素，可以降低血膽固醇濃度。根據美國農業部研究人員的說法，每天吃兩條胡蘿蔔可以讓某些人的膽固醇濃度降低百分之十至二十。去了皮、洗好的小胡蘿蔔可是很棒的小零嘴，不僅卡路里低，且纖維素也高。

柑橘類水果——預防多種癌症，類黃酮素的好來源，可以提高維生素C——

柑橘類水果，像是葡萄柚、柳丁、檸檬、萊姆、橘子、柑橙等都被美國國家癌症研究所認定為有力的防癌食品。柑橘類除了是眾所皆知的維生素C來源之外，還含有許多植物生化素。

所有的柑橘類水果都含有類黃酮素這種抗氧化物，可以增強抗氧化物網絡中維生素C的活動。

紅色葡萄柚是茄紅素這種類胡蘿蔔素的絕佳來源，可以幫助男性預防攝護腺癌，幫助女性預防子宮頸癌（若想知道更多茄紅素的訊息，請翻閱番茄的章節）。

不過，這種水果最重要的部分——果皮，卻可能被我們習慣性的棄之不用。橘子及檸檬的果皮含有右旋檸檬烯（D-limonene），這種柑橘精油在動物測試中顯示可以抑制乳癌細胞的生長。檸檬烯屬於單帖類（monoterpene）化合物的一員，可以降低膽固醇濃度。所以，與其把皮扔掉，不如把它磨碎，加到烘培的食品中、優酪乳或是沙拉裡。要避免處理時暴露於細菌中，或是殺蟲劑處理不潔，皮一定要用蔬果洗潔精刷洗，然後沖乾淨。

十字花科蔬菜——含抗癌，可以對抗黃斑部退化症

十字花科蔬菜，像是青花菜、花椰菜、甘藍菜芽、甘藍菜及羽衣甘藍等，這幾年來都成為熱門的科學研究主題。這些蔬菜裡含有極為優質的植物生化素，其中包括蘿蔔硫素（sulforaphane）及叫做吲哚—3—甲醇基（indole-3-carbinol）的類黃酮素，是有效的抗癌物質。

第一次發現十字花科蔬菜可以防癌是因為一些普口研究。這些研究顯示食用大量

十字花科蔬菜的的人，罹患某些特定類型癌症的風險相當低。受這個發現所激勵，洛克斐勒大學的研究人員發現，吲哚可以停止有害雌激素的活動，而這類雌激素會促進對雌激促敏感之癌細胞的成長，尤其是乳癌細胞。吲哚似乎改變了體內雌激素轉變成為有害型式、刺激腫瘤生長的生物路徑（biological pathway）。現在正在研究吲哚是否有潛力成為未來化學療法使用的藥物。以下就是一個初淺的例子，告訴大家含抗氧化作用的物質，是如何達到比控制自由基更多的功用，我們要如何才能更深入了解，以便加強這種抗病的力量。

十字花科蔬菜還含有其他可能的抗癌物質，像是蘿蔔硫素及吲哚，會刺激身體產生抗癌的酶。

我建議，食用十字花科蔬菜時，種類要多，因為每一種蔬菜提供的植物生化素都略有不同。舉例來說，羽衣甘藍就是葉黃素及玉米黃素這些類胡蘿蔔素的絕佳來源，可以預防黃斑部退化症。青花菜中含的蘿蔔硫素、抗氧化提振物質硒及貝他胡蘿蔔素，都比其他十字花科蔬菜來得多。此外，所有的十字花科蔬菜都含有纖維素，對降低癌症風險也有助益。

大約有百分之二十五的人，天生就討厭十字花科蔬菜稍具的苦味。如果你覺得這些蔬菜嚐起來味道實在很像藥物，實在讓你討厭，那麼試著灑一點鹽，鹽會讓十字花科蔬菜吃起來有甜味。

十字花科蔬菜的營養價值在於生吃，或是稍微蒸過時最能保存。不要去炒它，因為炒食會將蔬菜裡的吲哚破壞殆盡。也可用微波爐烹煮（不要加水），讓蔬菜變成青翠的綠色即可，這樣可以保存裡面的抗氧化物。

乾燥水果——含抗癌的類胡蘿蔔素

如果你喜歡甜食，那麼吃乾燥水果倒是一個既可讓你滿足口腹之慾，又可以滿足身體抗氧化物需求的好辦法。乾的杏果和桃子都是很棒的貝他胡蘿蔔素來源。乾燥的桃子還含有一些玉米黃素，這種類胡蘿蔔素因為可能的抗癌作用而受到研究。此外，這些水果也是極好的鉀質來源。

注意：在乾燥的過程常會加入亞硫酸鹽（sulfites）以保持色澤。如果你對亞硫酸鹽過敏，那麼就避免吃乾燥水果，或是購買不含亞硫酸鹽的乾燥水果。糖尿病患者應該要謹慎食用乾燥水果，因為含糖量很高。

蒜頭和洋蔥——低卡路里，含抗癌植物生化素

蒜頭和洋蔥都是蔥屬植物，這個家族還包括了韭菜及蔥。早在現代科學萌芽之前，

醫生們早就認識了蔥屬植物在治病上的特質了，尤其是蒜頭及洋蔥。

雖然蒜頭主要被用來作為調味之用，不過，蒜頭曾被當作是強力的藥物。希臘名醫希波克拉底曾經報告過他使用蒜頭濃煙來治療子宮癌的經驗。西元第一世紀的迪歐斯寇爾斯（Dioscorides）醫生曾經寫過，蒜頭「清除動脈，打開靜脈口」。中世紀時，僧人曾經咀嚼蒜瓣，保護自己，對抗瘟疫。現代的科學家證實，蒜頭還真是個包羅各種療效化合物的大藥箱。它含有豐富的硒，提供了數種足以影響抗氧化物網絡作用的酶，這其中包括了谷胱甘肽過氧化酶。蒜頭也是一種保護心臟健康的藥草。蒜頭中含有大蒜烯（ajoene）成分，這是一種可以防止血液產生凝塊的化合物。

此外，蒜頭還是豐富的硫化物來源，有天然的抗生素及抑菌特質。二次世界大戰時，蒜頭被稱作「俄國的盤尼西林」，因為俄國軍隊用它來對抗戰場上的感染。

希波克拉底顯然早就知道蒜頭可以是有力的抗癌物質，而我們現代的科學家才剛要開始這趟發現之旅。在試管測試及動物測試中，蒜頭中的各種化合物可以抑制癌症腫瘤的生長。德國的研究人員報導，大蒜的萃取精華可以防止DNA的鏈結因為自由基傷害引起的斷裂，這種斷裂狀況有可能會使細胞產生癌症病變。

蒜頭也可以阻礙現存腫瘤的生長。當紐約的史隆凱特林癌症紀念研究中心（Memorial Sloan-Kettering Cancer Research Center）的研究人員，把曝露在培養皿上的攝護腺癌細胞加上由老蒜頭裡提煉中來的硫化物 S-allylmercaptocysteine 後，居然大幅的減緩了癌細胞生長的速度。特別一提的是，研究人員還發現，大蒜對於男性荷爾蒙有很正面的效果。攝護腺癌細胞對於男性荷爾蒙睪固酮的活動代謝物二氫睪脂酮（dihydrotestosterone）特別敏感，這種產物會刺激攝護腺腫瘤的生長。但是，只要遇到 S-allylmercaptocysteine，攝護腺癌細胞就會以正常速度的二到四倍，加速分解睪固酮，而不會產生有潛在危險性的二氫睪脂酮。我不是想告訴你蒜頭可以治療癌症，而是想說，飲食裡多加點蒜頭來烹調一定不會有什麼壞處的。

洋蔥是蒜頭的親戚，是另一種抗病食品。洋蔥之所以引起現在科學的注意，是在美國《國家癌症研究所期刊》（*Journal of the National Cancer Institute*）刊出一篇一九八九年的中國研究後開始的。報導指出，吃最多洋蔥及蔥屬蔬菜的人，罹患胃癌的比例最低。在這篇研究中，研究人員將五百六十四位胃癌患者和一千一百三十一位正常人的飲食習慣作了比較。他們大感訝異的發現，兩組之間主要的差異居然是沒有罹患癌症的那一組，飲食中多吃了很多蔥屬蔬菜。

洋蔥裡含有很多抗癌的化合物。特別一提的是，洋蔥是類黃酮素——櫟皮酮豐沛的來源。櫟皮酮是一種抗氧化物，在試管研究中被證實可以阻礙多種形成癌症細胞的天然或合成的引介質及促進質。櫟皮酮也是種重要的天然抗發炎物質，有抗菌、抑菌及抗病毒的作用。

洋蔥也是絕佳的硒來源。硒這種礦物質已被證明可以降低罹患多種癌症及中風的風險。

綠色蔬果——對視力佳，有力的抗癌物質

如果沒有搭配一兩份新鮮的綠色蔬果，植物生化素大餐就不算完整。我指的不是看起來蒼白、像冰山一樣花白的生萵苣菜，勉強要拿來算作綠色蔬菜，我說的是真真實實的綠——翠綠的葉菜。在北美洲，綠色葉菜的用途只比點綴餐盤多一點而已。這實在很糟糕，因為很多綠色的蔬菜都含有重要的維生素（像是C和E）、礦物質（像鈣）及許多抗病的抗氧化物。舉例來說，甜菜葉類、水芹菜、綠葉羽衣甘藍、芥菜類及瑞士甜菜類（Swiss chard，全都是十字花科蔬菜）都是葉黃素和玉米黃素最佳的來源，可以預防黃斑部退化症，也是貝他胡蘿蔔素的好來源。貝他胡蘿蔔素可以抗癌。所有的綠色蔬菜都含有抗氧化的類黃酮素及單帖，可以降低膽固醇，或許還含有更多我們目前尚未能夠辨識的重要化合物。綠色蔬菜的卡路里含量低，不過纖維素含量卻頗高。要完全享受綠色蔬菜的好處，最好混合各種綠色蔬菜，稍微蒸過後食用。你也可以使用微波爐來蒸綠色蔬菜，這種作法可以幫助保存蔬菜中的植物生化素。

紅葡萄及葡萄酒——對抗心臟疾病，降低中風的風險

「祝你健康」這句放諸四海皆準的敬酒話，事實上每一種語言裡都有，而且不知道一代代流傳了多少年。酒被用來當作流行飲料及藥物已經超過六千年了。聖經創世紀裡面就提過栽種葡萄園，所以葡萄就成為人類有歷史紀錄以來，首次種植的作物。

科學家們開始認真看待酒類，是在一次又一次的研究顯示，適度飲用葡萄酒的人和滴酒不沾的人比較起來，活得比較久；發生心臟病、甚至某些種類癌症的比例也都比較低之後。讀者之中可能有人聽過「法國式矛盾」，這話的意思是，即使法國人的餐食中脂肪含量很高，也常常抽菸，但是他們卻是全世界心臟病罹患率最低的地區之一。研究人員的推理是，法國人的健康可能主要歸功於紅酒中發現的抗氧化化合物，小部分則歸功於紅葡萄果汁。紅酒的效果對抽菸的人最明顯了。白葡萄酒的飲用者請注意，白酒在對健康的好處而言，顯然比紅葡萄酒遜色多了。

不論是紅葡萄酒還是紅葡萄汁都可以透過數種方式保護心臟。首先，這類飲料都是絕佳的酚類化合物來源，包括焦兒茶酸（catechin）、表兒茶酸（epicatechin）及五倍子酸（gallic acid）。雖然紅酒是較佳的酚類化合物來源，但是紅葡萄汁裡也有。酚類化合物已被證明可以防止血凝塊的形成，而血凝塊正是人類心臟病和中風的頭號原因。

其次，酚類可以幫助控制一氧化氮，這是一種由體內產生的重要自由基。一氧化

氮可以控制血管肌肉的緊繃度，進而調整血液循環，使血流正常化。但是，一氧化氮一旦過量就會產生危害。

第三，或許也是最重要的，酚類化合物是抗氧化物，可以預防低密度脂蛋白膽固醇氧化。這種壞膽固醇一氧化就可能引起動脈硬化；更嚴重者，可能導致心臟病發作。紅酒不但可以降低膽固醇濃度，也可以防止低密度脂蛋白腐敗，避免讓動脈開始堆積血凝塊。

喝紅酒的人不但比較不會得到心臟病，也不易得到黃斑部退化症。黃斑部退化症是導致六十五歲以上人口眼盲的主要原因。根據刊登在《美國老人病學會期刊》（*Journal of the American Geriatrics Society*）的一篇文章報導顯示，和不喝酒的人比較起來，喝紅酒的人形成黃斑部退化症的比例要低了百分之二十。

最近，加州大學戴維斯分校的一些同事開始研究，紅酒裡的酚類化合物是否能防範癌症。他們在動物實驗中發現，把紅酒中提煉出來的酚類化合物用在罹患癌症的實驗鼠身上時，和未經治療的老鼠相較，注射酚類的老鼠長腫瘤的時間會明顯延後。

提到酒，又有第二個矛盾。一些研究顯示，喝紅酒的女性，不論飲用的量如何，形成乳癌的機率會稍稍提高。這是有可能的，因為紅酒中的酒精成分會提振雌激素濃度，刺激已經存在之荷爾蒙敏感性腫瘤的生長。從另一方面來說，雌激素可以保護心臟，防範心臟病。所以，很明顯的，乳癌高危險群的女性，應該避免喝紅酒，改以紅葡萄汁來取代；但是，有罹患心臟病風險性的女性可以在飲食中加入紅酒。

要聚集千萬好處於一物並不可能。雖然每天一兩杯紅酒對身體有益，但是過量就會危害人體。此外，有肝臟問題或服用需禁酒藥物的人，都應該避免喝酒。

麻油和芝麻——預防腫瘤生長，提振維生素E——

亞洲食物常用麻油來增添風味；烤過或生的芝麻也常被壓碎，或灑上一點，用來作食物的調味。

動物研究顯示，麻油中發現的芝麻素（sesamin）成分可以抑制癌症腫瘤的生長，也可以降低膽固醇。最近，芝麻素更被用來還原抗氧化網絡中的維生素E，作為抗氧化提振物質。芝麻素中含有肌醇六磷酸（phytic acid），是種有力的抗氧化物。

芝麻和麻油不僅對身體健康，而且還十分美味。如果你沒用過這類食材，現在正是你大展廚藝的良機。辦一桌真正的植物大餐，在稍微清蒸過的青菜上滴上幾滴麻油，再灑上一些芝麻粒吧。

黃豆食品——保護身體，對抗攝護腺癌和乳癌，降低膽固醇

日本國民是所有國家中最長壽的，日本女性的心臟病罹患率是全球最低的，而男性則排名第二。此外，西方世界裡常見的癌症，像是乳癌、攝護腺癌，在日本比較少見。美國婦女死於乳癌的機率比日本女性高出四倍左右，而美國男性死於攝護腺癌的比例則是日本男性的五倍。

日本人的健康情形為什麼能夠這麼好？有一點是絕對脫不了關係的。和傳統的西式食物飲食相比，日式飲食裡的脂肪含量低、纖維素高；此外，還有一點最大的差異：黃豆。傳統的日式料理使用很多由黃豆製作的食材，其中有豆腐、豆醬、味噌及毛豆等。黃豆之所以如此獨特，理由是黃豆中含有許多抗病植物生化素，一般常吃的西式食品中幾乎都找不到這種成分。

黃豆含有豐富的異黃酮，這種類黃酮素之所以特殊，是因為它可以在人體中轉換成植物性雌激素（phytoestrogens），這種類似荷爾蒙的脆弱化合物可以幫助人體防範與荷爾蒙相關的癌症，像是乳癌及攝護腺癌（這類癌症之所以與荷爾蒙相關是因為荷爾蒙會刺激這類腫瘤的生長）。異黃酮素會攀結在細胞膜邊上，這些位置通常是保留給會刺激腫瘤細胞生長的有害荷爾蒙。不過，位置一旦被占據，有害的荷爾蒙就無處可去，因此會在引起問題前就被排出體外。

黃豆是食物中唯一含有一種稱之為三羥基異黃酮（genistein）的異黃酮食物來源，現在正在進行研究，看它是否能成為治療癌症的藥物。三羥基異黃酮可以抑制一些會刺激細胞生長、合併、並可能導致腫瘤生長的酶的分泌。在組織培養皿中，三羥基異黃酮可以阻礙攝護腺癌及乳癌細胞的生長。

三羥基異黃酮在扮演抗癌鬥士的效果，已經被廣泛的研究了。有趣的是，日本對日本男性屍體進行解剖所得的結果顯示，日本男性得到攝護腺癌的比例和美國男人一樣，只是他們的癌細胞生長得很慢罷了。在日本男性身上的攝護腺腫瘤通常長得很小，而且常常不會繼續長到足以產生攝護腺癌病理現象的地步。

研究人員把美國男性血液的異黃酮濃度拿來和日本男性的相比較，發現驚人的結果。日本男性體內的異黃酮濃度比美國男性高出一百倍之多！而他們血液中的異黃酮素主要是三羥基異黃酮。雖然說要做結論認定黃豆食品可以保護身體對抗癌症還需要進行更多研究，但是結果似乎是如此。

多吃黃豆還有一個好理由——黃豆可以降低血液中的高膽固醇。根據肯德基大學的詹姆士安德森博士（James Anderson）對三十八份研究所做的分析顯示，每天攝取少量的豆類蛋白質（大約是八十五至一百十五公克左右的豆腐），就可以大幅降低血中膽固醇及三酸甘油脂（triglyceride）的濃度。此外，異黃酮素和黃豆中其他的抗氧化物（像是肌醇六磷酸）一起作用時，可以預防低密度脂蛋白膽固醇氧化可能引起的動脈阻塞。

幸運的是，隨著黃豆的聲名大噪，市場上的黃豆食品選擇琳瑯滿目，像是黃豆漢堡、豆奶雪克及加味豆漿等應有盡有。值得注意的是，醬油雖然美味，不過可不含異黃酮素喔。好好享受你的黃豆美食吧！

菠菜——預防黃斑部退化症，葉酸的好來源

看過卡通大力水手的人可能記得，當卜派需要肌肉高高聳起時，就倒一罐菠菜到嘴巴裡面。今天，我們確實有科學證據證明菠菜的確是個大力丸，但是不是強健肌肉，而是保健視力。

新鮮的菠菜含有大量的葉黃素，這種類胡蘿蔔素可對黃斑部退化症有極佳的保護效果。一個在美國五處眼科研究中心所進行的研究顯示，飲食中含有最多葉黃素的人，患黃斑部退化症的比例比不吃葉黃素的人低很多。菠菜具有對抗這個導致眼盲的頭號病因的功用。

菠菜是含有網絡抗氧化物硫辛酸的少數食物來源之一，也是維生素B群葉酸的優質來源。葉酸雖然不是抗氧化物，不過，卻可以預防心臟病及癌症。葉酸對婦女尤其重要，葉酸濃度過低會提高罹患子宮頸癌的風險，也會增加先天缺陷。

葉酸可以維持高半胱氨酸的濃度正常。高半胱氨酸是在體內發現的一種氨基酸，在哈佛大學醫學院進行的一項研究顯示，高半胱氨酸濃度過高的人，即使只是稍為過高，引發心臟病的機率也比正常人高出三倍。現在，高半胱氨酸的血液濃度過高已被認定是引發心血管疾病的危險因子。

地瓜——抗癌，保護心臟

這本書最主要的目的之一就是要告訴你，只要選對食物，要提高抗氧化物的攝取量是多麼輕而易舉，馬鈴薯這種根莖類正好是個重點。一般的白色馬鈴薯是鉀質和纖維質極佳的來源，但是硫辛酸和維生素C這兩種抗氧化物的含量卻很少。從一個方面來看，一個中型的烤馬鈴薯大約提供了相當於二萬四千七百國際單位的視黃醇（retinol，從貝他胡蘿蔔素或類胡蘿蔔素而來），或是維生素A每日建議劑量的五倍，此外還有鉀及纖維素。事實上，如果要說維持抗氧化優勢，吃地瓜的效果甚至比馬鈴薯好。這不是教你別吃一般的馬鈴薯了，而是讓你多吃點地瓜，不要等到特殊節日，像是感恩節才要吃地瓜。

番茄——對抗攝護腺癌及胃癌

吃一兩片披薩吧，或是一碗盛得滿滿的義大利麵如何？這兩種都是優質的茄紅素來源，這種類胡蘿蔔素發現於番茄之中，可以幫助身體對抗癌症及心臟病。特別值得一提的是，茄紅素還可以抗攝護腺癌。在七個茄紅素的研究中，有五個將含豐富茄紅素的飲食與明顯偏低的攝護腺癌比例做了強烈的關連。更特別的是，茄紅素對抗的是最晚期，也是最嚴重的攝護腺癌。

茄紅素不是只對男性有幫助。證據顯示，茄紅素對女性也有助益。即使是做「茄紅素和攝護腺癌之關係」的研究之前，研究人員也針對一〇二位有子宮頸癌早期症狀的女性，以及等數但沒有患病的女性作過詳細的類胡蘿蔔素攝取檢查。他們發現，茄紅素攝取量最高的人和攝取量最低的人比較起來，出現子宮頸癌早期症狀的風險是五分之一。研究人員表示，最高和最低茄紅素攝取量的差別不過是每天一顆番茄而已。

和生番茄比較起來，煮熟的番茄是比較好的茄紅素來源。我的同事賀馬西斯（Helmut Sies）及威利斯達爾（Willy Stahl）發現番茄醬中的茄紅素比整顆番茄中的茄紅素容易被身體利用。因為茄紅素是脂溶性的，所以在用餐時配合一點點油或起士一起食用，比較容易被身體吸收。

茄紅素不是番茄成分中唯一可以抗癌的化合物。番茄裡面還含有P—香豆酸

（p-coumaric acid）以及綠原酸（chlorogenic acid），可以阻礙身體在正常消化時形成亞硝胺（nitrosamines）這種致癌化合物（維生素C也可以阻礙亞硝胺的形成）。亞硝胺之所以危險，是因為它會摧毀DNA，導致細胞產生癌症病變。當氨基酸和亞硝酸鹽（nitrites）這種常見的食物保存劑，或是硝酸鹽（nitrates）這種由食物自然產生的化學物質結合時，就會產生亞硝胺。一些加工保存的肉品，像是培根、火腿、義大利麵肉醬、或是熱狗裡常會添加亞硝酸鹽，來保存肉類的色澤，並且防止波特林菌（botulism）的生成。可能的話，盡量避免食用添加亞硝酸鹽的食物。

西瓜和紅色葡萄柚也是茄紅素的來源，只是沒有番茄來得好。

茶——清除動脈阻塞，降低多種癌症的罹患風險

茶不僅是全世界最受歡迎的飲料，也是最健康的飲料之一。請不要把真正的茶和多種植物製成的花草茶或藥草茶搞混，真正的茶是使用茶樹（*Camellia sinensis*）焙製的，茶樹這種常青樹早在六千年前就因為製茶的目的被使用。傳說中，遠古的第一杯茶是在西元前二七三五年，在偶然的狀況下被沖泡的。當時，一些茶葉剛好從茶樹上飄落，掉到當時中國皇帝神農氏所持的容器裡，而這容器正好裝滿沸水，於是茶就變成中國貴族間最受歡迎的飲料了，而這種喝茶的習慣很快傳遍全亞洲。

從茶樹製造出來的茶葉有三種：綠茶、烏龍茶及紅茶。當茶葉被處理或發酵時，茶葉顏色會轉深，然後產生強烈的香氣。綠茶是所有茶葉中發酵程度較輕的，很受到日本人的喜愛；中國人喜歡烏龍茶，這是種半發酵的茶；而在歐洲及西方，最受歡迎的則是全發酵的紅茶。所有的茶都含有抗氧化物類黃酮素，稱之為多酚，紅酒中也有這種成分。雖說所有的茶對人體都有益，但是綠茶中的多酚被認為是其中效果最強的。

很多研究都報導，不管是喝哪一種茶，只要喝茶，罹患心臟病的風險就比不碰茶的人低。理由是，茶裡面的多酚可以預防可能引起動脈阻塞的低密度脂蛋白氧化。茶的多酚還會透過維生素C的還原，增強抗氧化物網絡。荷蘭有一項研究，其研究對象是八〇五位年齡在六十歲至八十四歲老人的飲食。和偶爾喝一點茶，或是完全不喝茶的人相比，一般而言，飲食中類黃酮素含量最高的，尤其喝茶最多的人，致命心臟病發作的機率最低。追蹤調查研究也發現，最常喝茶的人，中風的機率也最低。

茶也可以提供有力的保護，對抗多種不同類型的癌症，包括結腸癌、食道癌、胰臟癌、肺癌及皮膚癌。試管測試及動物研究都顯示茶可以抑制許多致癌物質的活動，使腫瘤的生長趨緩。最近，日本一個研究顯示，喝最多綠茶的女性——一天喝到十杯之多——和其他不喝茶的女性相較起來，罹患癌症的機率低很多。

我不是建議你每天非得喝上十杯茶，因為即使只是喝個一兩杯，再配合含豐富抗氧化物的飲食，就可以幫助你降低罹患癌症的風險。

一杯茶裡面的咖啡因含量是一杯咖啡的一半。不過，如果你對咖啡因很敏感，那麼你可能就需要限制喝含咖啡因的茶的量了，尤其是晚上。雖說研究員針對不含咖啡因的茶作了試驗，證明這種茶對身體也有保健的好處，但是效果不如含有咖啡因的茶。

薑黃——抗癌

薑黃（turmeric）是一種辛香調味料，也就是讓咖哩粉有金黃色澤的東西。薑黃是薑科的成員；薑是薑科植物的地下莖或是根，乾燥後可以磨成粉，當作調味料或是保鮮劑。從遠古時代開始，薑黃就被稱作「生活的辛香料」，在印度，不僅用來烹調，也是一種藥用植物。在阿育吠陀（Ayurvedic）這種印度的傳統草藥療法體系裡，薑黃被用來促進消化、抗發炎、治療肝臟疾病並紓解關節炎。

在發明冰箱之前，咖哩粉就被用來保存曝露在氧氣中會腐敗的食物。科學家最近發現，薑黃的成分中含有多酚化合物，有抗氧化的特性。他們把這類化合物稱為類薑黃（curcuminoids）。一些印度的研究顯示，類薑黃可以降低血液中的膽固醇濃度，減少發炎。一個雙盲實驗顯示，類薑黃在不僅可以紓解關節炎患者的疼痛和僵硬，也可以作為非類固醇類的抗發炎藥物使用。此外，類薑黃可以在曝露於已知致癌物質的動物身上，抑制許多不同類型癌症的形成。類薑黃和銀杏葉、碧蘿芷類似，都含有多酚化合物，都可以幫助身體控制由免疫細胞產生的、有危害可能的一氧化氮。料理時加一點薑黃吧！嚐起來味道也不錯呢！

核桃——抗癌，降低膽固醇濃度

核桃是絕佳的抗癌物鞣花酸的來源，但是它的好處還不僅止於此。這種美味的果仁含有對心臟健康有益的單一不飽和脂肪酸。研究還顯示，和低油脂的飲食，或含豐富玉米油的飲食相較，核桃油可以降低總體膽固醇濃度，而且不會提高血液中的三酸甘油脂濃度。核桃油可以取代橄欖油，配合藍莓醋作成美味的沙拉淋醬。核桃也可以拿來作菜。

冬南瓜——減少白內障，保護心臟

在本章一開始，我就告訴你要多吃各種蔬菜水果，尤其是顏色又深又鮮豔的最好，以下就是一個好例子。南瓜有很多品種，但是說到抗氧化能力，就只有顏色呈亮橘色及亮黃色的冬南瓜（Winter Squashes）才夠力。

夏南瓜只含少量的類胡蘿蔔素，但是南瓜中的阿爾發及貝他胡蘿蔔素含量卻頗為充足，而且還有少量的葉黃素和玉米黃素。其他各種冬南瓜還含有大量的貝他胡蘿蔔素及其他有益的礦物質，像是鉀和鈣。

吃南瓜還更有其他額外好處，那就是可以改善視力。哈佛大學研究人員針對護理人員進行的一個十二年研究顯示，吃最多含豐富貝他胡蘿蔔素蔬果的人，得到白內障的比例最低。像冬南瓜、菠菜及地瓜這類的食物都可以提供最強力的保護作用。

含豐富抗氧化物的餐飲是維持抗氧化物優勢的重要第一步，但是這個步驟無法單獨奏效。每天補充主要的抗氧化物是實現抗氧化奇蹟另外一個重要步驟。在下一章，你會學到該吃哪些補充品、怎麼吃、要吃多少。

Chapter 14
抗氧化物雞尾酒療法
——營養補充品養生法

我要推薦的是基礎抗氧化物養生法，目的是要把網絡抗氧化物濃度提高到最佳濃度。這一整套養生療程包括了幾種最主要的網絡抗氧化物及強化劑。

我建議的劑量都是經過謹慎設計的，可以用安全有效的方式，自然提高網絡抗氧化物的濃度。

- 基礎的網絡抗氧化物雞尾酒療法
- 選擇補充品時的重要說明
- 特殊族群的需求
- 派克計畫問答

由於對抗氧化物網絡有了更多認識，讓我們可以更輕鬆愉快的享受抗氧化物帶來的諸多好處。在利用食物及營養補充品來強化抗氧化網絡以後，我們所有的人都可以活得更長壽、更健康，擺脫因為「正常」老化所帶來的種種常見的老年疾病。

疾病根本不算正常。疾病常是因為身體內外環境的不正常所引起，人為的種種危險，像是汙染、香菸的煙氣、過量飲酒及飲食營養不良，都可能剝奪我們對許多常見疾病（像是心臟病、癌症、糖尿病）所擁有的抗氧化物優勢本質。雖說這些疾病常在人老後才纏身，但是病因卻是早已深植。

我會在本章中告訴你，要重新取得抗氧化優勢有多簡單——你只要吃對正確的營養補充品組合就行了！這是一種輕鬆、效率又高的方法，你可以確保自己獲得充分的抗氧化保護。

首先，我要推薦的是基礎抗氧化物養生法，目的是要把網絡抗氧化物濃度提高到最佳濃度。這一整套養生療程包括了幾種最主要的網絡抗氧化物及強化劑，其中建議的劑量是由最新的科學研究得來，這些研究可以顯示抗氧化物如何在體內作用。某些人士可能會針對特定的抗氧化物提出更高劑量的建議，但是我並不認為多一定更好。雖然我也覺得每日建議劑量裡的劑量實在低得離譜，不過，這並不表示我會替很高的補充品劑量背書。如果身體不能吸收所吃進去的補充品，那麼吃就沒有意義了。因此，我建議的劑量都是經過謹慎設計的，可以用安全有效的方式，自然提高網絡抗氧化物的濃度。

當然，每個人的情況未必相同，有些人可能需要額外的補充。因此，我也修改了基礎養生法，讓這套方法可以符合有特殊需求人士的需要。這些有特殊需求的人士包括了糖尿病患者、心臟病或中風的高危險群、癮君子、有癌症家族病史的人、運動員、更年期後的女性及挑食的人，這些人平常沒能從食物裡獲得足夠的抗氧化物。

基礎的網絡抗氧化物雞尾酒療法

以下所敘述的基礎網絡抗氧化物雞尾酒療法使用的是標準產品，只要是賣營養補充品的地方幾乎都買得到。每一錠的劑量因為製造廠商的不同而有所差異，你需要視個別情況加以調整，但是，我下面舉的例子是相當標準化的。

為了方便起見，我建議你分兩次服用營養補充品：早上一次，晚上一次。（有些人發現，如果一次吃太多補充品，腸胃會不舒服）。吃這些補充品時盡量和食物一起吃，使吸收達到最大的效果，並避免胃不舒服的問題。可以用開水或是果汁送服。

如果你發現在早上吃較多的補充品比在晚上吃容易，那也沒關係。就大多情形而言，什麼時候吃這些保健品沒什麼關係，只有兩種例外：維生素C和硫辛酸。這兩種補充品，身體消耗得很快，所以幾個小時就要補充一次。

除了網絡抗氧化物及其強化劑之外，我還把葉酸這種維生素B加到派克計畫裡。研究發現葉酸可以對抗心臟疾病、癌症及先天缺陷，還可以維持高半胱氨酸的濃度正常。葉酸及網絡抗氧化物的組合可以提供身體有力的保護，來對抗多種健康問題。

很多人可能都已經在吃每日建議劑量所建議劑量的綜合維生素，裡面有各種維生素和礦物質。有百分之十的人營養不均衡，不是缺乏這種營養素，就是缺乏另一種，所以用綜合維生素來補充倒不失是個好辦法，可以確定涵蓋所有的營養素。但是，這類的維生素通常都不含較高劑量的抗氧化物。所以，放心的把派克計畫配合綜合維生素一起進行吧。

可能也有人在服用比每日建議劑量還高的強效綜合維生素及高劑量的抗氧化物，而且劑量也比我建議的還高。除此之外，綜合維生素裡面所含的抗氧化物可能不是最佳的型態。舉例來說，我只建議天然的維生素E劑，但是很多綜合維生素裡加入的卻是合成的維生素E。因此，如果你想繼續派克計畫的話，請停止服用原先的強效綜合維生素，然後以符合每日建議劑量的綜合維生素來取代原先的維生素。

除非醫師建議，否則不要服用成分裡含鐵的綜合維生素，因為高濃度的鐵會提高心臟病發的危險。

以下所列的補充品，市面上很多生產商都有推出劑量相符的個別產品。

基礎的網絡抗氧化物雞尾酒療法

早上的補充品養生法

維生素E家族
- 100毫克的生育三烯酚
- 200毫克的綜合性生育酚

硫辛酸
- 50毫克的硫辛酸

維生素C
- 250毫克的酯化維生素C

生物素
- 300微克的生物素

維生素B_6
- 2毫克的維生素B_6

輔酵素Q_{10}
- 30毫克的輔酵素Q_{10}

葉酸
- 400微克的葉酸

晚上的補充品養生法

維生素E家族
- 200毫克的天然的阿爾發生育酚

硫辛酸
- 50毫克的硫辛酸

維生素C
- 250毫克的酯化維生素C

銀杏葉
- 30毫克的銀杏葉

硒
- 200微克的硒

特別說明

選擇品質最好的維生素E

我建議你購買三種不同的維生素E：天然的阿爾發生育酚、綜合性生育酚及生育三烯酚。維生素E家族裡的這些成員，每一種對健康都很重要。

購買阿爾發生育酚時，一定要確定標籤上有註明「天然」阿爾發生育酚的字樣。你必須仔細看清楚包裝上面的小字，才能確定自己買的是什麼。天然提煉的維生素E一定會寫「d-alpha tocopherol」（d—阿爾發生育酚或d—阿爾發生育醇酯），而合成的維生素E則會標示「dl-alpha tocopherol」（dl—阿爾發生育酚或dl—阿爾發生育醇酯）。雖然英文標示名稱上只有一個字母的差別，不過，就產品的品質上看來，差別就大了。

天然的維生素E是純植物萃取的分子形式，和天然存在的型態一樣，容易被人體吸收。合成的維生素E是石化提煉的產品，和天然的維生素E不完全相同，功能上也不相當。合成的維生素E在正常的劑量下對人體不會有傷害，事實上還有益處，不過，我並不相信它和天然型態一樣有很強的效果。

綜合性生育酚及生育三烯酚只以天然萃取型態販售，所以不是問題。

購買硫辛酸需知

硫辛酸的英文名稱有很多，包括thiotic acid，alpha lipoic acid，及1，2 dithiolane-3-pentanoic acid。為了方便起見，我在書中一律以最常見的名稱ipoic acid來稱呼。不過你在健康食品店或藥房，還是可能看到以其他名稱稱呼的硫辛酸，像是alpha lipotene或是alphabetic。

硫辛酸是基礎抗氧化物雞尾酒配方的一部分，它是維生素B群生物素的分子近親。它們的形狀相近，而且兩者都可以改善人類和動物胰島素阻抗的情形。只是，這兩個近親無法和諧相容。硫辛酸會和生物素競爭，長久下來，會干擾體內生物素的活動。要解決這問題，我會建議當硫辛酸每日的攝取量超過一百毫克（也就是我建議癮君子、糖尿病患及有嚴重癌症家族病史的高危險群的量）時，也應服用生物素補充劑。

選擇品質最好的維生素C

維生素C以兩種型態販賣——抗壞血酸維生素C（ascorbic acid）及被稱作維生素C酯（ester C）的抗壞血酸礦物鹽型態。雖然兩種維生素C的型態都不錯，但是抗壞血酸維生素C會增加胃酸的分泌，不僅會引起胃部不適，也會增加食物中鐵質的吸收。鐵質負擔過重是引起心臟病的主要風險之一，所以建議一般人要避免鐵質過剩。

特殊族群的需求

癮君子及吸二手菸的人

抽菸的人特別需要從抗氧化物補充法獲取益處。

香菸的煙是一種毒素，裡面含有一氧化碳、一氧化氮及致癌物質的焦油，而焦油會使谷胱甘肽系統加重負擔，因此抽菸者需要特別提高硫辛酸的攝取量。所以，我建議抽菸、和吸很多二手菸的人，除了運用派克計畫之外，還要加強攝取下面四種補充劑，早上、晚上吃都可以。

1. 一百毫克的硫辛酸

2. 一百毫的生育三烯酚

3. 五十毫克的輔酵素 Q_{10}

4. 二十毫克的碧蘿芷

注意：抽菸的人不要服用貝他胡蘿蔔素或是類胡蘿蔔素，因為這類化合物可能會和香菸產生負面的交互作用。他們應該多吃蔬菜水果。

糖尿病患

大約百分之二十的美國人多少都有胰島素阻抗的情形，也就是成年發病型糖尿病的第一階段。胰島素阻抗常常和葡萄糖耐量不良有關。如果你被診斷對有胰島素阻抗或葡萄糖耐量不良的情況，我建議你把以下三種補充品加到你的養生法裡面，那就是次亞麻油酸（gamma linolenic acid，簡稱GLA，也稱作月見草油）、鉻（chromium）及更多劑量的硫辛酸。早上或晚上攝取都可以。

次亞麻油酸是一種必要的脂肪酸，通常是在體內由酵素製造，可以幫助身體對抗疾病。糖尿病就是缺乏這種重要的酵素，所以需要服用次亞麻油酸補充品。

鉻是一種微量礦物質，可以和胰島素一起作用，幫助身體利用糖分，並代謝油脂。美國農業部所進行的研究顯示，鉻能改善葡萄糖耐量，對糖尿病患者幫助極大。

糖尿病患除了遵守基礎的派克計畫之外，也請把以下補充品加入早上或下午的養生攝取中。

1. 一百毫克的硫辛酸
2. 一千毫克的月見草油膠囊
3. 五十微克的鉻

運動員

如我稍早曾經說過，大量的運動會使身體處於高濃度的氧化壓力之下，長久下來可能會傷害肌肉。派克計畫應該可以提供充足的抗氧化物，來保護並恢復你的抗氧化優勢。此外，無論如何，我都建議你加入一種氨基酸——肉毒鹼（L-carnitine）。肉毒鹼是在腦、心臟及骨骼肌肉中合成的，但是運動員的需求量比較高。肉毒鹼會把脂肪酸運送過細胞壁，到達粒線體，也就是細胞的發電廠，提供製造ATP身體的能量所需要的基本材料。此外，它也有提振抗氧化物濃度的功效。

運動員除了遵守基礎的派克計畫之外，請把以下補充品加入早上或下午的養生攝取中。

1. 二百五十毫克的肉毒鹼

更年期的婦女

更年期以後的女性需要補充更多的鈣質，所以基礎的派克計畫裡要加入鈣補充品。試管測試就顯示，生育三烯酚可以保護身體，對抗更年期以後最常見的乳癌。因此，我建議抗氧化物雞尾酒裡還要加上更多的生育三烯酚。

更年期後的女性除了進行基礎的派克計畫外，請把以下補充品加入早上或下午的養生攝取中。

1. 一千二百毫克的鈣
2. 一百毫克的生育三烯酚

癌症的高危險群

如果你有嚴重的癌症家族病史，也就是最親的血親（父母、兄弟姊妹或祖父母）在六十歲以前死於癌症，你就有較高的可能性會罹患癌症。

在多數情況下，你可能不會遺傳特定癌症種類的基因，而可能遺傳控制人體天然酵素排毒系統的基因缺點。這代表的意義是，假以時日，你的身體可能會喪失對抗致癌物質的能力，很容易受到很多不同類型癌症的侵襲。

有家族癌症病史並不是判定你前途黑暗，而是表示，你應該減少自己曝露在已知致癌物質中的機會，尤其是香菸的煙氣。要固定進行體檢，早一點發現，多一分治療機會。

基礎的派克計畫可以協助身體維持體內的抗氧化防禦網，再與排毒系統一起作用，控制致癌物質產生的負面效用。此外，除了基礎的網絡抗氧化物雞尾酒，我還建議你另加硫辛酸，進一步提振你的谷胱甘肽濃度，這種抗氧化物在排毒過程中扮演了很重

挑食的人

如果光想到吃青花菜就可以讓你軟腳，或是每天喝一杯柳橙汁對你來說是一個挑戰，那麼你就得考慮是不是用補充品來代替蔬菜水果了。我相信，沒有什麼比得上營養均衡的飲食，但是現在市場上有很多新的營養補充品，幾乎可比擬大自然的最佳營養素。

複合性類黃酮素中含有許多重要的元素，分別萃取自綠茶、蔓越莓、羽衣甘藍、甜菜、各種莓子、紅葡萄、黑葡萄、柳橙、檸檬及葡萄柚。

十字花科加強錠包含混合性的重要化合物，萃取自青花菜、蘿蔔、黑芥菜、水芹、甘草、羽衣甘藍及這個抗癌功能出色家族中的其他成員。

複合性類胡蘿蔔素含有從蔬菜水果中萃取的重要化合物，這些蔬果包括了番茄、胡蘿蔔、菠菜、紅色青椒、草莓、杏桃及桃子。

挑食的人請把以下補充品加入早上或下午的養生攝取中。

1. 複合性類黃酮素
2. 十字花科加強錠
3. 混合性類胡蘿蔔複合素

注意：抽菸的人通常會忽略攝取足夠的蔬菜水果，但是，即使如此，他們仍應該避免吃類胡蘿蔔素補充品。複合性類黃酮素及十字花科加強錠對癮君子就沒關係。

派克計畫問答

前面列出應該吃什麼營養補充品，以下要回答一些常見問題。

Q：我該到哪裡去買補充品？

A：那種只能在少數健康食品店裡買到的日子已經遠離了。今天在美國，很多高品質的補充品到處可見，藥房、藥妝店、型錄、網路及成千上萬的健康食品店，甚至一般超市裡都可以買到。我的忠告是，不管在哪裡買，只要覺得最經濟、最方便就行了。至於售價會因為補充品的不同，其價格差異性很大，你可以注意打折消息。很多大型的健康食品店或藥房都有促銷特賣，可以讓你以實惠價格購得。

Q：哪一個牌子最好？

A：一般說來，買營養補充品的注意事項和在櫃檯買成藥沒什麼兩樣。選擇有信譽的製造商生產的產品，並且要特別留心確認產品的安全性與有效性。選擇有安全密封的包裝，最好包裝上裡外都有安全封條。也請你購買有標示有效日期的。

要保持產品的品質，請把產品置放於陰涼乾燥的地方，避免陽光直接照射。

Q：什麼型態的補充品最有效？

A：補充品的型態形形色色，從藥丸、藥錠、膠囊、到透過皮膚吸收的乳霜都有。甚至還有粉末，可以讓人加到果汁或水裡，讓無法吞嚥藥丸的人服用。除非我有指定，否則選擇你最容易服用的形式即可。

Q：營養補充品可以和醫師開立的藥方一起服用嗎？

A：一般說來，大多數補充品和藥物併用都是安全的，不過，有一些例外。舉例來說，維生素E和銀杏葉都有天然的清血作用，所以如果藥方裡有可邁丁錠（Coumadin）這類的清血藥物，就不該一起服用。

糖尿病患者注意，如果你在服用糖尿病藥物，一定要告訴醫師你在服用抗氧化物。抗氧化物對糖尿病雖然很有助益，但是，維生素C卻可能混淆血糖測試結果。因此，所以病人進行檢測前應該先請問醫師，抗氧化物是否需要先停用二十四小時。

最重要的原則是，如果你在服用任何醫師開立的藥方，那麼一定要跟醫師進行確認，看這些抗氧化物是否會干擾服用的藥物。

Q：劑量數字代表什麼意義？

A：抗氧化物是微量營養素，也就是說，只要消化相當少的一點量就可以獲得最大的效果。抗氧化物有兩種：水溶性與脂溶性。水溶性的抗氧化物無法在體內儲存，會隨尿液排出；脂溶性抗氧化物可以儲存在脂肪組織裡。

水溶性抗氧化物通常是用毫克（mg）來計量的，一毫克是千分之一公克，或是微克（mcg），相當於百萬分之一公克。

脂溶性抗氧化物可以用毫克、微克來計算，也可以用國際單位（I.U.）來計算。基本上，一國際單位相當於一毫克。

Q：如果維持最佳濃度的網絡抗氧化濃度對健康非常重要，那麼我的醫師可以幫我檢查我的抗氧化物濃度，追蹤我的進度嗎？

A：可以的。現在在美國有一種簡單的血液測試叫做潘多克斯檢驗（Pantox Profile），檢測的不僅是你體內抗氧化物的濃度，還包括其他重要的健康指數物質濃度。進行這個檢測時，在各醫院採集的血液樣本會被送到位在加州聖地牙哥的潘多克斯實驗室（Pantox Laboratories）做分析。

這個檢驗的內容是由一群研究科學家（包括我本人）所設計的，檢測的範圍不僅包括網絡抗氧化物濃度，也包括二十種血液中發現之不同物質的詳細資料。這些資料包括膽固醇、鐵質、葡萄糖及高半胱氨酸濃度（高半胱氨酸是一種氨基酸，如果量過高，可能增加罹患心臟病與癌症的風險）。潘多克斯檢驗會告訴你，你的抗氧化物濃度是在最佳濃度、一般平均濃度，或是不足的範圍裡。

就大多數的例子而言，如果你遵循派克計畫，你的潘多克斯檢驗結果都會很好。不過，也有少數的例外，這是由於生化上的不同，有些人無法像大多數人一樣吸收營養補充品。因此，這些人對某些特定的抗氧化物可能有較高的需求，需要做個別調整。

在美國，作潘多克斯檢驗的費用大約是三百美金左右，有些保險可以給付。雖然，檢測抗氧化物濃度在今天還不普遍，不過，我相信在不久的將來，這種檢查就會變成每年例行體檢的一部分，就像你檢驗膽固醇濃度一樣。

如果你想看看潘多克斯檢驗長得什麼樣子，請翻到附錄B「檢驗樣本」。

（**審訂註：**在台灣有部分的健檢中心，也有提供類似美國潘多克斯檢驗的抗氧化物檢測，費用大約是六千元台幣。但要再次強調，所有抗氧化物補充品的攝取與每個人的服藥情形及生活飲食息息相關，因此即使做了抗氧化濃度檢測，也不建議直接依照檢測數據補充營養補充品，還是必須詢問專業醫師的意見才安全。）

Chapter 15

美膚計畫
——讓肌膚變年輕的抗氧化物

身體的每一個細胞都需要抗氧化物，皮膚的細胞當然也不例外。

皮膚對於健康極為重要，因為皮膚是身體對抗病毒、細菌、真菌以及外來侵略物的第一層防衛。

但我們通常不會適度的去保護自己的皮膚，使皮膚免於環境的侵襲，所以皮膚就會以不必要的速度呈現衰老情形。

- 皮膚的細胞也需要抗氧化物
- 臉部的抗氧化物大餐：維生素C、維生素E、生育三烯酚、碧蘿芷

把你臉上的皮膚和平常很少照到陽光的皮膚做一下比較，就可以清楚的看到不同。大多數人臉上的皮膚看起來一定比較老，有著比較粗糙的質地，或許還有皺紋和一些晒斑。但是照不到陽光的部位，肌膚通常是平滑、柔潤、沒有皺紋的。這種差異性在從事大量戶外工作的人身上尤其明顯，而常做日光浴、經常倘佯在海灘或游泳池畔休閒的人也一樣。

為什麼陽光對於皮膚的傷害如此劇烈而深入？原因是陽光裡有兩種紫外線：UVA和UVB。UVB被稱作是炙熱燃燒的光線，曝露於UVB之下對皮膚會產生立即性的傷害。這種光線會穿透真皮層，造成晒傷。即使你晒黑了，這種光線還是很具傷害性。UVA雖然不會立刻引起晒傷，但這種光線會深入真皮層，甚至到達以下的脂肪層。這兩種紫外線最基本的問題在於它們都會刺激自由基的形成，破壞蛋白質、脂肪及DNA。紫外線的傷害是累積性的，可能要幾年的時間，傷害才會變得明顯。一般說來，到了三十五歲左右，曝露於紫外線的長期影響就會變得明顯，開始以細紋、皺紋及膚色、膚澤上的改變表現出來。就量的方面來說，UVA及UVB兩種光線，對皮膚都會產生嚴重的傷害。

皮膚癌罹患比例穩定等比高升，和曝露於紫外線以及大家改變對日光浴的態度絕對有關。在二十世紀初期，皮膚癌還是少見的，晒成棕褐色膚色被認為是被迫長年從事戶外勞動的標記，是當時被認為擁有較多特權的專業人士極力避免的。到了一九五

○年代，搭飛機旅行成為大眾新寵，也產生了新一代負擔得起在嚴冬時搭飛機到有太陽的地方度周末的人口，而這些人恨不得大家都知道自己的能耐，所以留下日光浴的證據就成為身分地位的表徵。難以計數的日光浴專用乳液大量出籠，打著可以讓你「擁有健康的褐色肌膚，但可以對抗所謂的有害炙熱光線」的口號。我們後來才知道，根本沒有所謂的「健康的褐色肌膚」，被陽光晒到皮膚變色都是傷害的印記。在此同時，環境中的汙染源逐漸破壞臭氧層，而臭氧層原來是可以過濾紫外線、具有避免紫外線直接到達地表面的作用。我們在連續晒幾個鐘頭的太陽、享受溫暖的同時，卻曝露在比以前更強烈的陽光下。

今天，我們對於日晒的態度又再次改變了。我們不再用乳液來促使皮膚變成麥褐色，而是使用過濾光線及防晒的產品來嘗試保護皮膚，防止紫外線照射。過濾光線和防晒產品可以幫助預防某些皮膚老化的痕跡，像是皺紋，甚至是一些比較不嚴重的皮膚癌類型，但對於真正最具危險性的皮膚癌——黑色素瘤（melanoma），顯然沒有特別的保護作用。

一九九九年，美國就有一百萬個新的皮膚癌病例被診斷出來，這個數字高居美國男性癌症的首位。雖說皮膚癌有很多成功治癒的病例，但是，黑色素瘤卻可能致命。所以，預防皮膚癌的最佳方式是，儘可能限制在陽光中曝晒的機會。

和體內其他的器官一樣，皮膚也是經由抗氧化物網絡來對抗自由基的攻擊。在派克實驗室裡，我們進行了幾個實驗來顯示紫外線放射對皮膚的影響。即使是在一個簡單的紫外線照射後，一些主要的抗氧化物，像是維生素E、輔酵素Q_{10}、維生素C、谷胱甘肽及支援抗氧化的酵素都會快速而大量的流失。

更重要的是，我們發現，抗氧化物防禦網絡在體外的作用和在體內是一樣的。皮膚中的抗氧化物是可以用與在體內相同的方式來彼此還原的。我們也證明，把抗氧化物外敷使用也是支援整個抗氧化物網絡極有效的一種方式。雖然口服抗氧化補充品可以提高皮膚中抗氧化物的量，但是要增加皮膚中的抗氧化濃度，直接塗抹的效用卻快很多。既然最容易受到皮膚老化影響的是臉和頸部，我建議你在這些部位使用含有綜合性抗氧化物成分的乳霜或乳液。

從內外雙管齊下，提升抗氧化物網絡濃度是使肌膚健康、年輕、充滿彈性的祕訣。雖然，我們不能完全避免皮膚的老化，但是卻可以善盡人事，在相當的程度內，減緩老化的過程。事實上，要恢復一些受到的傷害也是有可能的。

減少在陽光下曝晒的機會

不要在正午陽光毒辣的時候，逗留在陽光下（早上近中午及午後），是降低曝露於自由基中最好的辦法。如同我稍早曾經說過的，擦抹防晒或過濾陽光的乳液並無法提供對抗癌症的防禦毯，充其量只能減少皮膚老化的痕跡。但是如果你能降低皮膚用在對付環境壓力上的能量，皮膚就可以把更多能量發揮到治療上，自行修復損害。無論如何，請記住，很多過濾光線的產品並無法真正保護皮膚、對抗UVA紫外線。不論你用什麼產品，一定要確定你使用的產品可以提供全光譜的保護作用。

提高皮膚的天然抗氧化防衛力

直接在皮膚上補充抗氧化物是保持健康年輕肌膚的好方法，我們在派克計畫中用於保養皮膚的療程中有三種抗氧化物，分別是維生素C、維生素E及碧蘿芷，它們一起作用時會提高皮膚中整個抗氧化物網絡的濃度，產生絕佳的保護以對抗自由基。而保養肌膚最佳的方式就是將這三種抗氧化物以口服及直接外敷的方式，雙管齊下。

幸運的是，現在藥房、百貨公司、藥妝店，甚至健康食品店裡都有很多含抗氧化物的皮膚保養產品。但是比較令人遺憾的是，這些號稱含有抗氧化物的產品，抗氧化物含量並不足以產生應有的益處。所以要找產品，第一要務是找產品標示中，把抗氧化物列在首要主成分的產品。有時候，成分標籤裡還會列出這些特定物質的效力。

不管是使用哪種皮膚保養品，一定要先試用，把產品塗在小部分的皮膚上作測試，看看會不會產生過敏或敏感。試用時，把少量的乳霜塗在上臂，並用OK繃貼起來，等二十四小時過後，如果塗抹部位沒有特殊反應，再把產品用在臉上。

維生素E幫助減緩肌膚老化

維生素E是皮膚中最重要的維生素之一，因此有必要每天從內到外都加以補充。你到室外的時間愈多，所需的維生素E也愈多。我們發現，在相當於十分鐘左右自然陽光曝晒的紫外線劑量照射下，皮膚內的維生素E濃縮質大概降低了百分之五十。在動物研究中，我們看見皮膚中的油脂過氧化氫（lipid hydroperoxides，氧化性損害的現象）在曝露於紫外線光後，急劇的攀升。我們進行了兩個研究，而兩個研究都清楚的顯示維生素E在保護皮膚、對抗紫外線照射傷害方面的威力。在其中一個研究中，我們餵實驗動物添加維生素E的食物。然而，要讓皮膚裡的維生素E值提高八倍需要四個星期的時間。當這些實驗鼠被紫外線照射後，和沒有餵食維生素E的老鼠相比，它們的油脂過氧化氫只增加對照組的三分之一，維生素E補充品把傷害足足降低了三分之二。

但是，更好的消息是，當我們把維生素E乳霜直接塗抹在老鼠的皮膚上時，它們皮膚中的維生素E濃度在短短的二十四小時間就提高了十至十二倍。不僅如此，當這些老鼠受到與陽光相當的紫外線照射後，氧化損害的情形也大幅降低。

許多研究都顯示，維生素E可以幫助減少皮膚老化的現象。在一個對象為二十位四十二歲至六十四歲女性的研究裡，和使用安慰劑乳霜的對照組相比，每日在眼睛周圍使用維生素E乳霜長達四個星期的人，皺紋和粗糙情形都有明顯改善。研究人員觀察發現，局部使用維生素E乳霜可以使臉部敏感區域的細紋和皺紋變得平滑。

我建議你每天至少使用一次以維生素E為基底的乳霜，最好是在你早晨出門晒到太陽前使用。我並不建議你把含維生素E油的膠囊直接塗在皮膚上，因為對某些人的皮膚而言，刺激性可能過高。建議你最好使用專為皮膚調製的外用維生素E配方乳霜。

如果想要獲得最好的效果，不妨使用含天然維生素E（d-alpha-tocopherol），而不是維生素E醋酸鹽（tocopheryl acetate）或是維生素E琥珀酸鹽（succinate）的乳霜或軟膏，因為這類的維生素E皮膚細胞可能無法直接利用。

提高抗氧化物濃度的添加配方

請牢記，要獲得最佳的防護效果，一定要內服外敷。在塗抹乳霜或乳液的同時，也要口服補充品。

如果你的皮膚有明顯的老化現象，或者你從前曾經長期曝晒於陽光下，我建議你在基礎的派克計畫養生法之外，每天多吃兩百毫克的生育三烯酚（tocotrienols）。

碧蘿芷可以保護膠原蛋白

在抗氧化物網絡中，碧蘿芷可以增進維生素C的活動，而維生素C則是另一種可

要角色，已有壓倒性的科學證據證實，不容爭議，所以科學家、健康專業人員及政府單位都有將這消息公諸大眾的責任。

會議後，我們把〈薩斯費宣言〉散布到全世界的同仁間，從那之後，也獲得數以百計的簽署支持。事實上，國際科學團體的反應熱切，讓簽名的地方都不夠！在這裡，我想和你分享〈薩斯費宣言〉，讓你可以一起體會我們興奮的理由。

薩斯費宣言

抗氧化營養素在預防醫學上的意義：

1. 過去十五年來，由於全球科學家對自由基的密集研究，產生了一九九二年的聲明，抗氧化營養素對於多種疾病的預防有重大的意義。這些疾病包括了心血管疾病、腦血管疾病、某些癌症及其他數種疾病，其中多數是與老化相關的疾病。
2. 需要在基礎的科學層面進行更多工作，也需要進行更多大型的隨機測試及臨床醫學研究，以便提供更精確的可用資訊，這是一般共識。
3. 這項工作主要的目標在於預防疾病。疾病的預防可以藉由抗氧化物這種天然植物生化素之使用而達成。策略則以理想攝取抗氧化營養素為預防醫學之一部分為達成目標。

4. 許多環境來源中的確存在自由基，如臭氧、陽光及其他形式之放射線、煙霧、灰塵及大氣層汙染。理想攝取抗氧化物可以提供保護力，對抗這些危險物質。

5. 極需促進大眾認知，了解攝取抗氧化營養素有預防疾病的潛在優點。有壓倒性的證據顯示，抗氧化營養素，如維生素E、維生素C、類胡蘿蔔素、阿爾發－硫辛酸及其他等物質，即使是攝取極高劑量也無安全考量。

6. 不僅如此，客觀同意政府單位、健康專業人員及媒體，應該促使資訊轉達至一般大眾，尤其是人類健康之福祉與大眾費用之支出已是鐵證如山時。

Igor Afanas`ev, Moscow
Julie E. Buring, Harvard
Anthony T. Diplock, London
Bodo Kuklinski, Rostock
Mathilde Maiorino, Padua
Lester Packer, Berkeley
Mulchand S. Patel, Cleveland
Karlheinz Schmidt, Tubingen

〔附錄B〕檢測樣本

血中抗氧化物檢測結果欠佳之解讀

以下所附是一位病人的潘多克斯檢測結果樣本，病人的檢測結果並不好，附錄內容針對特定的檢測結果提出了建議。但是，請不要把這些說明當成是對病人開立的處方，或是對一般人的建議。

檢測結果是以條狀圖的方法表現的，每一項檢測值都會與我們資料庫裡同樣性別、年齡的人做資料比對。潘多克斯擁有非常龐大的資料庫，所以可以進行這樣的資料比對。

脂溶性抗氧化物檢測報告中有五項需要留意

輔酵素Q_{10}的值偏低，占總體比例的百分之十一。對成年人而言，這種情形每天要服用兩次補充品、每次二十五毫克，才能改善，因為輔酵素Q_{10}（及維生素C）是促使維生素E發揮保護功效不可或缺的物質。

●**維生素E的濃度異常偏低**，低到總體比例的百分之〇。一般而言，根據體重，每〇．五公斤每天額外增加四到八百國際單位的攝取量，應該就可以提高維生素E濃度。根據傑依（K.F Gey）等人的研究，維生素E值低到最低臨界值以下時風險就會提高。

●**戈瑪生育酚（Gamma tocopherol）的濃度正常**，在總體比例的百分之六十一。現在，這種活躍的維生素E型態並無補充品可以服用，但是多吃麥麩、全穀及核果類會有所幫助。

●**茄紅素的濃度異常偏低**，低到總體比例的百分之〇。一般而言，多攝取番茄和番茄醬就可以提升濃度的總體比例百分比。最近的證據顯示，多吃番茄對身體有益。

●**貝他胡蘿蔔素的濃度異常偏低**，低到總體比例的百分之〇。一般而言，多吃取水果和有色蔬菜就可以提升濃度的總體比例百分比。太多證據顯示，多吃蔬菜水果可以促進健康，並延緩多種疾病的發作時間。建議每天多補充二十五毫克的貝他胡蘿蔔素。根據傑依等人的研究，貝他胡蘿蔔素低到最低臨界值以下時風險就會提高。

●**阿爾發胡蘿蔔素的濃度異常偏低**，低到總體比例的百分之〇。水果和有色蔬菜是這種次類胡蘿蔔素唯一的已知來源，濃度過低表示飲食中蔬菜水果不足。

維生素A的濃度異常偏低，低到總體比例的百分之○。維生素A對免疫功能十分必要，也與其他抗發炎的防禦機制有關。多數人只要每天攝取五千國際單位的棕櫚酸視黃酯（retinyl palmitate），就能提升維生素A的濃度。貝他胡蘿蔔素也可以轉成維生素A，但是很多人這種轉變都很緩慢，效率也不佳。兩種濃度都適中較為理想。

油脂保護比例（表上未顯示）異常偏低，低到總體比例的百分之○。這項數值結果主要因維生素E的總體比例是百分之○，及膽固醇比例是百分之五所致。要提升這個數值，最好的方法是依照所述建議提高維生素E的濃度。根據傑依等人的研究，油脂保護比例低到最低臨界值以下時風險就會提高。

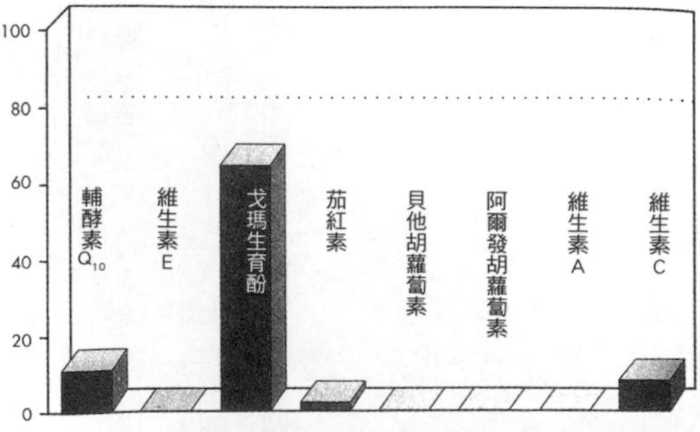

血液中抗氧化物檢查結果欠佳的樣本

（資料來源：潘多克斯抗氧化物檢驗報告）

血液抗氧化物檢測結果良好之解讀

脂溶性抗氧化物可以再加強

- **輔酵素Q_{10}的值在理想範圍**，總體比例的百分之七十四，不需採取任何措施。
- 維生素E的濃度極佳，達到總體比例的百分之九十三，不需進一步添加維生素E。
- **戈瑪生育酚的濃度略低**，在總體比例的百分之十。現在，這種活躍的維生素E型態並無補充品可以服用，但是多吃麥麩、全穀及核果類會有所幫助。
- **茄紅素的濃度偏低**，在總體比例的百分之二十八。一般而言，多吃取番茄和番茄醬就可以提升濃度的總體比例百分比。最近的證據顯示，多吃番茄對身體有益。
- **貝他胡蘿蔔素的濃度極佳**，達到總體比例的百分之九十，不需進一步加強提高濃度。
- **阿爾發胡蘿蔔素的濃度正常**，低到總體比例的百分之〇。水果和有色蔬菜是這種次類胡蘿蔔素唯一的已知來源。濃度過低表示飲食中蔬菜水果不足，濃度正常表示要繼續食用含有蔬果的飲食。
- **維生素A的濃度正常**，在總體比例的百分之六十。維生素A對免疫功能十分重要，也與其他抗發炎的防禦機制有關。多數人只要每天攝取五千國際單位的棕櫚酸視黃酯，就能提升維生素**A**的濃度。貝他胡蘿蔔素也可以轉成維生素**A**，但是，很多人這種轉變都很緩慢，效率也不佳。兩種濃度都適中較為理想。

- **油脂保護比例（表上未顯示）極佳**，達到總體比例的百分之八十六。這項數值結果主要因維生素**E**的總體比例是百分之九十三，及膽固醇整體比例是百分之八十六所致。這種保護程度非常令人滿意。

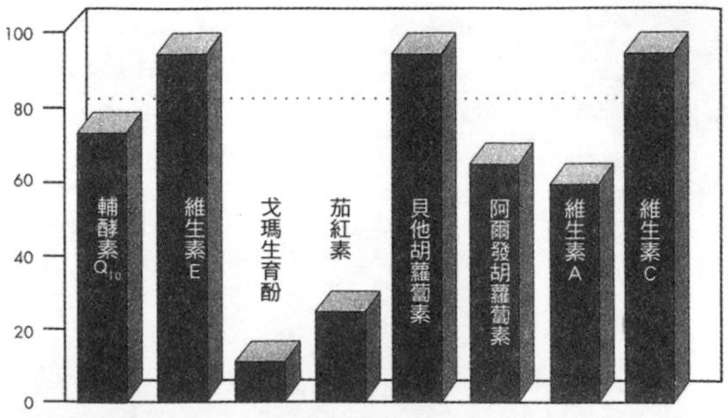

血液中抗氧化物檢查結果良好的樣本

（資料來源：潘多克斯抗氧化物檢驗報告）

國家圖書館出版品預行編目資料

抗氧化物的奇蹟：常保年輕、健康與活力 / 萊斯特派克 (Lester Packer), 卡羅科曼 (Carol Colman) 著；陳芳智譯 . -- 修訂四版 . -- 臺北市：原水文化出版：英屬蓋曼群島商家庭傳媒股份有限公司城邦分公司發行 , 2021.07
面； 公分 . -- （悅讀健康系列； 43Z）
譯自 : The antioxidant miracle : your complete plan for total health and healing.
ISBN 978-986-06681-5-5（平裝）
1. 自由基 2. 維生素 3. 營養

411.38 110011048

悅讀健康系列 43Z

抗氧化物的奇蹟【最新修訂版】——常保年輕、健康與活力
The Antioxidant Miracle: Your Complete Plan for Total Health and Healing

作　　者／萊斯特派克（Lester Packer）、卡羅科曼（Carol Colman）
譯　　者／陳芳智
選　　書／林小鈴
特約編輯／楊如萍
責任編輯／潘玉女

行銷經理／王維君
業務經理／羅越華
總 編 輯／林小鈴
發 行 人／何飛鵬
出　　版／原水文化
台北市民生東路二段 141 號 8 樓
電話：（02）2500-7008　傳真：（02）2502-7676
E-mail：H2O@cite.com.tw　部落格：http://citeh2o.pixnet.net/blog/
發　　行／英屬蓋曼群島商家庭傳媒股份有限公司城邦分公司
台北市中山區民生東路二段 141 號 11 樓
書虫客服服務專線：02-25007718；25007719
24 小時傳真專線：02-25001990；25001991
服務時間：週一至週五上午 09:30 ～ 12:00；下午 13:30 ～ 17:00
讀者服務信箱：service@readingclub.com.tw
劃撥帳號／19863813；戶名：書虫股份有限公司
香港發行／城邦（香港）出版集團有限公司
香港灣仔駱克道 193 號東超商業中心 1 樓
電話：(852)2508-6231　傳真：(852)2578-9337
電郵：hkcite@biznetvigator.com
馬新發行／城邦（馬新）出版集團
41, Jalan Radin Anum, Bandar Baru Sri Petaling,
57000 Kuala Lumpur, Malaysia.
電話：(603) 90578822　傳真：(603) 90576622
電郵：cite@cite.com.my

製版印刷／卡樂彩色製版印刷有限公司
美術設計／劉麗雪・吳欣樺
內頁排版／陳喬尹
修訂四版／2021 年 7 月 15 日
初版 1.7 刷／2024 年 1 月 31 日
定　　價／350 元

ISBN 978-986-06681-5-5